W0261425

Medizinische Informatik und Statistik

Band 6: U. Ranft, Zur Mechanik und Regelung des Herzkreislaufsystems. Ein digitales Simulationsmodell. XV, 192 Seiten. 1978.

Band 7: Langzeitstudien über Nebenwirkungen Kontrazeption − Stand und Planung. Symposium der Studiengruppe „Nebenwirkungen oraler Kontrazeptiva − Entwicklungsphase", München 1977. Herausgegeben von U. Kellhammer. VI, 254 Seiten. 1978.

Band 8: Simulationsmethoden in der Medizin und Biologie. Workshop, Hannover, 1977. Herausgegeben von B. Schneider und U. Ranft. XI, 496 Seiten. 1978.

Band 9: 15 Jahre Medizinische Statistik und Dokumentation. Herausgegeben von H.-J. Lange, J. Michaelis und K. Überla. VI, 205 Seiten. 1978.

Band 10: Perspektiven der Gesundheitssystemforschung. Frühjahrstagung, Wuppertal, 1978. Herausgegeben von W. van Eimeren. V, 171 Seiten. 1978.

Band 11: U. Feldmann, Wachstumskinetik. Mathematische Modelle und Methoden zur Analyse altersabhängiger populationskinetischer Prozesse. VIII, 137 Seiten. 1979.

Band 12: Juristische Probleme der Datenverarbeitung in der Medizin. GMDS/GRVI Datenschutz-Workshop 1979. Herausgegeben von W. Kilian und A. J. Porth. VIII, 167 Seiten. 1979.

Band 13: S. Biefang, W. Köpcke und M. A. Schreiber, Manual für die Planung und Durchführung von Therapiestudien. IV, 92 Seiten. 1979.

Band 14: Datenpräsentation. Frühjahrstagung, Heidelberg 1909. Herausgegeben von J. R. Möhr und C. O. Köhler. XVI, 318 Seiten. 1979.

Band 15: Probleme einer systematischen Früherkennung. 6. Frühjahrstagung, Heidelberg 1979. Herausgegeben von W. van Eimeren und A. Neiß. VI, 176 Seiten. 1979.

Band 16: Informationsverarbeitung in der Medizin − Wege und Irrwege-. Herausgegeben von C. Th. Ehlers und R. Klar. XI, 796 Seiten. 1979.

Band 17: Biometrie − heute und morgen. Interregionales Biometrisches Kolloquium 1980. Herausgegeben von W. Köpcke und K. Überla X, 369 Seiten. 1980.

Band 18: R.-J. Fischer, Automatische Schreibfehlerkorrektur in Texten. Anwendung auf ein medizinisches Lexikon. X, 89 Seiten. 1980.

Band 19: H. J. Rath, Peristaltische Strömungen. VIII, 119 Seiten. 1980.

Band 20: Robuste Verfahren. 25. Biometrisches Kolloquium der Deutschen Region der Internationalen Biometrischen Gesellschaft, Bad Nauheim, März 1979. Herausgegeben von H. Nowak und R. Zentgraf. V, 121 Seiten. 1980.

Band 21: Betriebsärztliche Informationssysteme. Frühjahrstagung, München, 1980. Herausgegeben von J. R. Möhr und C. O. Köhler. (vergriffen)

Band 22: Modelle in der Medizin. Theorie und Praxis. Herausgegeben von H.-J. Jesdinsky und V. Weidtman. XIX, 786 Seiten. 1980.

Band 23: Th. Kriedel, Effizienzanalysen von Gesundheitsprojekten. Diskussion und Anwendung auf Epilepsieambulanzen. XI, 287 Seiten. 1980.

Band 24: G. K. Wolf, Klinische Forschung mittels verteilungsunabhängiger Methoden. X, 141 Seiten. 1980.

Band 25: Ausbildung in Medizinischer Dokumentation, Statistik und Datenverarbeitung. Herausgegeben von W. Gaus. X, 122 Seiten. 1981.

Band 26: Explorative Datenanalyse. Frühjahrstagung, München, 1980. Herausgegeben von N. Victor, W. Lehmacher und W. van Eimeren. V, 211 Seiten. 1980.

Band 27: Systeme und Signalverarbeitung in der Nuklearmedizin. Frühjahrstagung, München, März 1980. Proceedings. Herausgegeben von S. J. Pöppl und D. P. Pretschner. IX, 317 Seiten. 1981.

Band 28: Nachsorge und Krankheitsverlaufsanalyse. 25. Jahrestagung der GMDS, Erlangen, September 1980. Herausgegeben von L. Horbach und C. Duhme. XII, 697 Seiten. 1981.

Band 29: Datenquellen für Sozialmedizin und Epidemiologie. Herausgegeben von R. Brennecke, E. Greiser, H. A. Paul und E. Schach. VIII, 277 Seiten. 1981.

Band 30: D. Möller, Ein geschlossenes nichtlineares Modell zur Simulation des Kurzzeitverhaltens des Kreislaufsystems und seine Anwendung zur Identifikation. XV, 225 Seiten. 1981.

Band 31: Qualitätssicherung in der Medizin. Probleme und Lösungsansätze. GMDS-Frühjahrstagung, Tübingen 1981. Herausgegeben von H. K. Selbmann, F. W. Schwartz und W. van Eimeren. VII, 199 Seiten. 1981.

Band 32: Otto Richter, Mathematische Modelle für die klinische Forschung: enzymatische und pharmakokinetische Prozesse. IX, 196 Seiten, 1981.

Band 33: Therapiestudien. 26. Jahrestagung der GMDS, Gießen, September 1981. Herausgegeben von N. Victor, J. Dudeck und E. P. Broszio. VII, 600 Seiten. 1981.

Band 34: C. E. M. Dietrich, P. Walleitner, Warteschlangen −Theorie und Gesundheitswesen. VIII, 96 Seiten. 1982.

Band 35: H.-J. Seelos, Prinzipien des Projektmanagements im Gesundheitswesen. V, 143 Seiten. 1982.

Band 36: C. O. Köhler, Ziele, Aufgaben, Realisation eines Krankenhausinformationssystems. II, (1-8), 216 Seiten. 1982.

Band 37: Bernd Page, Methoden der Modellbildung in der Gesundheitssystemforschung. X, 378 Seiten. 1982.

Band 38: Arztgeheimnis-Datenbanken-Datenschutz. Arbeitstagung, Bad Homburg, 1982. Herausgegeben von P.L. Reichertz und W. Kilian. VIII, 224 Seiten. 1982.

Medizinische Informatik
und Statistik

Herausgeber: K. Überla, O. Rienhoff und N. Victor

73

N. Victor   H. Schäfer   H. Nowak

H. Bethge, L. von Ferber, R. Fimmers, H. Fink, G. Glaeske,
J. Hasford, G. Kallischnigg, K.   H. Kimbel, F.-J. Kretschmer,
R. Lasek, H. Letzel, E. Weber.

Arzneimittelforschung nach der Zulassung

Bestandsaufnahme und Perspektiven

Erarbeitet im Auftrag der Arbeitsgruppe „Therapeutische
Forschung" der Deutschen Gesellschaft für Medizinische
Dokumentation, Informatik und Statistik e.V. (GMDS)

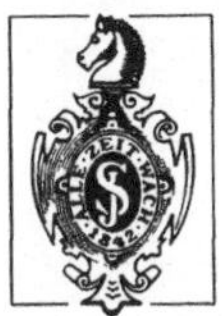

Springer-Verlag

Berlin Heidelberg New York London Paris
Tokyo Hong Kong Barcelona Budapest

Reihenherausgeber

K. Überla,   O. Rienhoff,   N. Victor

Mitherausgeber

P. Bauer   W. van Eimeren   P. Epstein   E. Greiser   S. Koller   J. Michaelis
J. R. Möhr   A. Neiß   G. Wagner   J. Wahrendorf   E. Wilde

Für die Autoren:

N. Victor
H. Schäfer
Institut für Medizinische Biometrie und Informatik
Universität Heidelberg
Im Neuenheimer Feld 305, W-6900 Heidelberg

H. Nowak
ASTA Pharma AG, Abteilung Biometrie
Weismüllerstraße 45, W-6000 Frankfurt

ISBN-13: 978-3-540-53798-4   e-ISBN-13: 978-3-642-95655-3
DOI: 10.1007/978-3-642-95655-3

CIP–Titelaufnahme der Deutschen Bibliothek
Arzneimittelforschung nach der Zulassung: Bestandsaufnahme und Perspektiven / N. Victor ... Erarb.
im Auftr. der Arbeitsgruppe „Therapeutische Forschung" der Gesellschaft für Medizinische
Dokumentation, Informatik und Statistik e.V. – Berlin; Heidelberg; New York; London; Paris; Tokyo;
Hong Kong; Barcelona: Springer, 1991
    (Medizinische Informatik und Statistik; 73)
    ISBN-13: 978-3-540-53798-4

NE: Victor, Norbert; GT

2127/3140–543210 – Gedruckt auf säurefreiem Papier

Ohne Vollständigkeit zu beanspruchen, seien folgende Personen genannt, die Beiträge leisteten und die Stellungnahme mittragen:

U. Abel, Heidelberg

M. Anlauf, Bremerhaven

P. Bauer, Köln

J. Berger, Hamburg

E. Brunner, Göttingen

K. Dannehl, Düsseldorf

G. Dietlein, Frankfurt

W. Dölle, Tübingen

W. van Eimeren, München

H. Fassl, Lübeck

U. Feldmann, Mannheim

U. Ferner, Basel

H.Th. Forst, Monheim

I. Guggenmoos-Holzmann, Berlin

H. Hirche, Essen

H.J. Jesdinsky †

K.-H. Jöckel, Bremen

K.-J. Johannes, Köln

H. Kewitz, Berlin

W. Koch, Ludwigshafen

W. Köpcke, München

M.L. Langen, Erftstadt

W. Lehmacher, Hannover

G. Meng, Karlsruhe

J. Michaelis, Mainz

A. Neiß, Innsbruck

R. Repges, Aachen

B. Schneider, Hannover

U. Schwabe, Heidelberg

H.K. Selbmann, Tübingen

D. Stalleicken, München

H.-J. Trampisch, Bochum

K. Überla, München

J. Vollmar, Mannheim

P. Volkers, Ludwigshafen

H. Wartensleben, Stolberg

K. Wegscheider, Hamburg

G.K. Wolf, Heidelberg

R. Zentgraf, Freiburg

A. Zipfel, Paris

Besonderer Dank gilt Frau C. Bruchmann (Frankfurt) und Herrn R. Schauwienold (Heidelberg) für das sorgfältige Schreiben der unzähligen Versionen und die große Unterstützung bei der redaktionellen Arbeit.

VORWORT

Mit dem Begriff "Arzneimittelforschung" werden überwiegend wissenschaftliche Untersuchungen vor der Zulassung assoziiert, während die weitere kontinuierliche Forschung nach der Zulassung (in der sogenannten Phase IV der Arzneimittelentwicklung) noch nicht die Beachtung gefunden hat, die ihrer Bedeutung für die Beurteilung eines Arzneimittels entspricht. Deshalb wurde der Beschluß der Arbeitsgruppe "Therapeutische Forschung" der Gesellschaft für Medizinische Dokumentation, Informatik und Statistik (GMDS), ihre Arbeit auf die Phase IV der Arzneimittelentwicklung zu konzentrieren, von vielen Seiten begrüßt.

Obwohl das Interesse an der Mitarbeit groß war und die Arbeit mit großer Intensität vorangetrieben wurde, dauerte die Fertigstellung der vorliegenden Schrift – allerdings mit Unterbrechungen durch die zwischenzeitliche Beteiligung der Arbeitsgruppe an der Diskussion der *"Grundsätze zur ordnungsgemäßen Durchführung klinischer Prüfungen"* und der *"Arzneimittelprüfrichtlinien"* – mehr als drei Jahre, da es sich herausstellte, daß die angegangene Aufgabe schwieriger war als angenommen. Der Arbeitsaufwand ergab sich aus der großen Breite und Vielfalt von Forschungszielen und Forschungsmethoden und aus dem Fehlen festgeschriebener Standards für viele methodische Instrumente.

Aufgrund dieser Schwierigkeiten kann die vorliegende Darstellung der Arzneimittelforschung nach der Zulassung nicht als abschließend betrachtet werden. Zwar haben sich die zahlreichen beteiligten Personen um Vollständigkeit bei der Bestandsaufnahme bemüht, Defizite und Lösungsansätze wurden aufgezeigt und Anregungen und Denkanstöße wurden gegeben, es war jedoch unmöglich, für alle Probleme ausgearbeitete Lösungen zu präsentieren. Die Arbeitsgruppe legt deshalb diese Schrift der wissenschaftlichen Öffentlichkeit zur Diskussion vor, erwartet positive und negative Kritik und beabsichtigt eine Fortschreibung unter Berücksichtigung der eingehenden Anregungen und Kommentare.

Obwohl der Text nur knapp 100 Seiten lang ist, konnte das Büchlein – wegen der Vielfalt der angesprochenen Probleme – nur durch die Mitarbeit zahlreicher Wissenschaftler und Experten aus Biometrie, (Klinischer) Pharmakologie und Innerer Medizin in der vorliegenden Form fertiggestellt werden. Beteiligt waren Wissenschaftler aus Universitäten, dem Bundesgesundheitsamt, der Arzneimittelkommission der Ärzteschaft, aber auch solche aus der pharmazeutischen Industrie und aus Beratungsfirmen. Die Konsensfindung war daher oft nicht einfach, wir hoffen aber, durch diese Zusammensetzung die nötige Praxisnähe erreicht zu haben.

Dank gebührt zuerst den Mitgliedern der Kommission, die den Entwurf erstellte, in vielen Sitzungen überarbeitete und Anregungen von außen einarbeitete. Besonders wichtige Beiträge über die Kommissionsarbeit hinaus leisteten H. Nowak als Federführer und H. Schäfer durch seine redaktionelle Arbeit. Der Grad der Vollständigkeit, der erreicht wurde, wäre jedoch ohne zahlreiche Beiträge (die schriftlichen Vorschläge füllen mehrere Ordner!) vieler erfahrener Wissenschaftler, die nicht der Kommission angehörten, unmöglich gewesen. Allen, die zum Gelingen des Vorhabens beigetragen haben, genannt oder ungenannt, sei für ihre Bemühungen an dieser Stelle gedankt.

Das Präsidium der GMDS hat einstimmig die Schrift in der vorliegenden Form als offizielle Stellungnahme der GMDS autorisiert.

Ferner hat der Vorstand der Deutschen Gesellschaft für Pharmakologie und Toxikologie beschlossen, die vorliegende Stellungnahme der GMDS mitzutragen.

Mögen die Vorschläge und Anregungen in diesem Büchlein zur Weiterentwicklung der Arzneimittelforschung nach der Zulassung und damit zur größeren Arzneimittelsicherheit beitragen.

München und Heidelberg, im Dezember 1990

Prof. Dr. W. van Eimeren
Präsident der GMDS

Prof. Dr. N. Victor
Leiter der AG "Therapeutische Forschung"
der GMDS

INHALTSVERZEICHNIS

jeweils mit den Abschnitten:
- Kurzdarstellung der Methodik
- Prüfplan (Beobachtungsplan, Erhebungsplan, Untersuchungsplan)
- Formale Anforderungen
- Auswertung
- Anwendungsbereiche
- Qualität
- Praktikabilität
- Beispiele

1. EINLEITUNG

Mit der Zulassung eines Arzneimittels findet die klinische Prüfung der Phasen I bis III ihr Ende. Der nach der Zulassung eines Arzneimittels weiterbestehende Bedarf an Forschung zur Erweiterung des Wissensstandes über dessen Nutzen und Risiken wurde in den letzten Jahren von verschiedenen Seiten, darunter auch der pharmazeutischen Industrie, stärker beachtet. Trotzdem sollte die Arzneimittelforschung nach der Zulassung auch im öffentlichen Interesse noch weiter intensiviert und verbreitet werden. Wissenschaftliche und andere Studienziele sollten besser entflochten werden. Auch kann die pharmazeutische Industrie den Bedarf nicht alleine abdecken, schon deshalb, weil viele Fragen produktübergreifend formuliert werden müssen.

Auf diesen heute international zwar anerkannten, aber vielfach noch zu eng gesehenen und noch nicht ausreichend gedeckten Forschungsbedarf zu Nutzen und Risiken von Arzneimitteln nach der Zulassung weist die hier vorgelegte Stellungnahme hin und bietet einen Überblick über die bisher verfügbaren methodischen Ansätze, ergänzt durch Anmerkungen zu ihrer jeweiligen Aussagekraft.

Nach einer Begründung der generellen Notwendigkeit der Arzneimittelforschung nach der Zulassung (Abschnitt 2.1) werden im zweiten Abschnitt von Kapitel 2 die nötigen Erweiterungen gegenüber dem, was heute unter *Phase IV der klinischen Prüfung* subsumiert wird, sowie Besonderheiten und derzeitige Defizite aufgezeigt. Im dritten Kapitel folgt ein Überblick über die Zielsetzungen im einzelnen. Die aufgezeigte Vielfalt der Fragen, die nach der Zulassung beantwortet werden müssen bzw. überhaupt erst dann beantwortet werden können, erfordert den Einsatz des gesamten aus den Phasen vor der Zulassung bekannten methodischen Instrumentariums und darüber hinaus dessen bedeutende Ausweitung. Folgerungen und Empfehlungen zur Verbesserung der Forschungssituation werden als Fazit im vierten Kapitel zusammengestellt.

Im fünften Kapitel werden die einzelnen einzusetzenden Forschungsinstrumente dargestellt. Dabei werden in knapper Form Mindestanforderungen an Datenbasis, Datenqualität, Studienplanung und Auswertung angegeben, damit Studien nach der Zulassung die notwendige wissenschaftliche Qualität und Aussagekraft erhalten.

Ferner will die Stellungnahme einen Beitrag zur begrifflichen Klarheit und Eindeutigkeit im Bereich der Arzneimittelforschung leisten. Ein Verzeichnis der verwendeten Fachbegriffe mit Begriffsbestimmungen findet sich im Anhang.

Es sei darauf hingewiesen, daß alle behandelten Probleme im Hinblick auf den europäischen Binnenmarkt nach 1992 an Bedeutung, aber auch an Komplexität gewinnen werden.

2. ARZNEIMITTELFORSCHUNG NACH DER ZULASSUNG

2.1 Notwendigkeit

Vollständiges Wissen über ein Arzneimittel kann es nie geben. Es ist in erster
Linie eine Frage der gesellschaftlichen Konvention, an welchem Zeitpunkt, d.h.
bei welchem Wissensstand das Arzneimittel für die allgemeine Anwendung in
der Therapie zugelassen werden kann. Die Erteilung der Zulassung ist an den
erfolgreichen Abschluß einer Folge aufeinander aufbauender klinischer Ent-
wicklungsstufen gebunden, die als Phasen I bis III der klinischen Arzneimittelprüfung bezeichnet werden. Für diese Wahl des Zulassungszeitpunktes gibt es
gute Gründe:

Relative Sicherheit für eine Zulassungsentscheidung

Die Ergebnisse der erfolgreich durchgeführten klinischen Phasen I bis III begründen den therapeutischen Nutzen sowie die relative Sicherheit eines
Arzneimittels so weitgehend, daß eine weitere Verzögerung der Zulassung
für nicht vertretbar gehalten wird. Dies trifft in besonderem Maße auf Arzneimittel zur Behandlung lebensbedrohender Krankheiten zu, für die es
keine therapeutische Alternative gibt.

Breitere Verfügbarkeit als Voraussetzung für weitere Forschung

Viele der nach Abschluß der Phase III noch verbleibenden offenen Fragen
können prinzipiell erst beantwortet werden, wenn das Arzneimittel breiter
verfügbar ist. Typische Beispiele für derartige Fragen sind die Erkennung
und Bewertung möglicher seltener unerwünschter Arzneimittelwirkungen
sowie Nutzen-Risiko-Abwägungen für Patientenkollektive mit besonderen
Risikofaktoren.

Die Forschungsergebnisse der Phasen I bis III liefern also das klinische Basis-
wissen über ein Arzneimittel, das der Entscheidung über die Zulassung wesentlich zugrunde liegt; einen Abschluß der Forschung kann dieser auf gesellschaft-
licher Vereinbarung basierende Zeitpunkt nicht darstellen. Weitere Forschung
muß vorrangig die Unbedenklichkeit zum Gegenstand haben, jedoch auch zu-

sätzliche Aspekte der Wirksamkeit. Die Beschränkung der Aussagefähigkeit der klinischen Prüfung in den Phasen I bis III und damit die Notwendigkeit weiterer Forschung nach der Zulassung geht aus folgenden Überlegungen hervor:

Unvollständige Risikobeschreibung

Bis zum Zeitpunkt der Zulassung wird nur eine limitierte Anzahl von wenigen tausend Patienten mit dem Arzneimittel behandelt. Mit derartigen Patientenzahlen besteht keine ausreichende Sicherheit für die Entdeckung seltener, aber schwerwiegender unerwünschter Arzneimittelwirkungen. Auch gegebenenfalls beobachtete häufigere unerwünschte Arzneimittelwirkungen können nicht mit ausreichender Zuverlässigkeit beurteilt werden.

Mangelnde Repräsentativität

Das in den Studien vor der Zulassung untersuchte Patientenkollektiv ist in der Regel durch Ein- und Ausschlußkriterien selektiert (z.B. Ausschluß von Schwangeren, Kindern und Risikopatienten). In den Prüfplänen der Phasen I bis III werden entsprechend der meist explanatorischen Zielsetzung strikte Behandlungsschemata vorgegeben. Die Anwendung des Arzneimittels in der klinischen Prüfung bis zur Phase III ist weder unter dem Aspekt der Patientenauswahl noch unter dem der Behandlungsdurchführung repräsentativ für das tatsächliche Anwendungsverhalten von Ärzten und Patienten unter allgemeiner Verfügbarkeit. Die mangelnde Repräsentativität trägt auch zur unvollständigen Risikobeschreibung bei (siehe oben).

Beschränkte Beobachtungsdauer

Die zeitliche Limitierung der Phasen I bis III macht es unmöglich, Langzeiteffekte, z.B. unerwünschte Arzneimittelwirkungen mit langer Latenzzeit, zu untersuchen. Oft werden in Phase-III-Studien ersatzweise "Surrogatkriterien" für die Beurteilung der Wirksamkeit benutzt. In solchen Fällen sollte der therapeutische Nutzen (z.B. Senkung des Infarktrisikos, Senkung des Risikos für plötzlichen Herztod) in Langzeitstudien nach der Zulassung untersucht werden.

Unzureichender Vergleich mit therapeutischen Alternativen

Für die Erteilung der Zulassung ist der Nachweis der Wirksamkeit gesetzlich vorgeschrieben, nicht jedoch der Vergleich mit anderen für das Indikationsgebiet zugelassenen Arzneimitteln. In der Regel fehlen Vergleiche mit nichtmedikamentösen Behandlungsmethoden. Ferner sind Vergleiche mit Behandlungsalternativen nötig, die erst nach der Zulassung des Arzneimittels eingeführt wurden.

Diese Limitierung des Kenntnisstandes ist eine Frage der Festlegung des Zulassungszeitpunktes und bedeutet keine grundsätzliche Beschränkung der Erkenntnis- und Forschungsmöglichkeiten. Durch den Einsatz kontrollierter klinischer Prüfungen unter erweiterten Bedingungen und deren Ergänzung durch andere Forschungsinstrumente müssen nach der Zulassung die Erkenntnisse über das Arzneimittel ständig erweitert werden, insbesondere hinsichtlich der vorstehend aufgeführten Lücken. Die Zulassungsentscheidung muß, da sie sich auf noch unvollständige wissenschaftliche Erkenntnisse stützt, durch dabei gewonnene neue Erkenntnisse über Risiken und therapeutischen Nutzen des Arzneimittels modifizierbar oder – bei Aufdeckung nicht vertretbarer Risiken – sogar revidierbar bleiben. Aus diesen Tatsachen ergibt sich die Notwendigkeit zur Intensivierung der Forschung nach der Zulassung.

2.2 Forschung nach der Zulassung: Ausweitung der Phase IV der klinischen Prüfung.

Phase IV ist der Zeitraum nach der Zulassung eines Arzneimittels; entsprechend werden üblicherweise unter *Phase IV der klinischen Prüfung* alle vom Hersteller veranlaßten Prüfungen verstanden, die zugelassene Arzneimittel im Bereich ihrer Zulassung zum Gegenstand haben. Eine Festschreibung dieser Begriffe durch das Arzneimittelgesetz ist zwar nicht gegeben, doch besteht über die Definition weitgehend Konsens. Forschungsaktivitäten in dem so vorgegebenen Rahmen reichen jedoch nicht aus, um die im vorangehenden Abschnitt aufgezeigten Wissensdefizite zu beheben; gerade die Behebung dieser Kenntnisdefizite muß Hauptziel der Forschung nach der Zulassung sein. Diese muß daher in mehreren Richtungen umfassender sein als klinische Prüfungen in der Phase IV:

Ermittlung von Nutzen und Risiko unter Praxisbedingungen

Forschung nach der Zulassung muß über die Frage nach Arzneimittelrisiken hinausgehen. Umfassenderes Forschungsziel ist die Ermittlung von Risiko *und* Nutzen, und zwar in dem Anwendungsfeld und bei dem Anwendungsverhalten, welche sich in der Praxis nach der Zulassung einstellen. Dies beinhaltet die Verifizierung der in den Phasen I bis III an selektierten Probanden- oder Patientenstichproben und unter eingeschränkten methodischen Bedingungen gewonnenen Ergebnisse hinsichtlich der Gültigkeit im Gesamtkollektiv der tatsächlichen Arzneimittelanwender unter Praxisbedingungen. Dabei wird auch erfaßt, ob und in welchem Ausmaß ein Arzneimittel außerhalb des zugelassenen Indikationsgebiets oder anderer Anwendungsbestimmungen (z.B. Tagesdosierung) eingesetzt wird. (Die gezielte Prüfung eines Arzneimittels außerhalb des zugelassenen Indikationsbereichs erfordert allerdings eine erneute Phase III.)

Differenzierung nach Indikationsgebieten und Vergleich mit therapeutischen Alternativen

Nutzen und Risiko sollten im Vergleich mit therapeutischen Alternativen (medikamentöser und nichtmedikamentöser Art) und differenziert nach Indikationsgebieten ermittelt werden. Anhand der vergleichenden Abwägung von Nutzen und Risiko wird ein Arzneimittel in das zur Verfügung stehende Behandlungsspektrum im jeweiligen Indikationsgebiet und in Behandlungsstrategien bzw. -schemata eingeordnet. Aufgrund der fortlaufenden Erweiterung der Kenntnisse zu Nutzen und Risiko eines Arzneimittels und wegen der Erweiterung des Präparatespektrums ist eine ständige Neubewertung des therapeutischen Stellenwerts von Arzneimitteln erforderlich.

Einbeziehung arzneimittelübergreifender Aspekte
Unter dem Aspekt der Arzneimittelsicherheit kann es erforderlich werden, die Erfahrungen zu mehreren (allen) zugelassenen Arzneimitteln mit ein und demselben Wirkstoff zusammenzufassen, auch wenn es sich zulassungstechnisch um verschiedene Arzneimittel handelt (verschiedene Hersteller, Darreichungsformen oder Indikationen). Zur Forschung nach der Zulassung gehören somit auch wirkstoffbezogene, also arzneimittel- und gegebenenfalls herstellerübergreifende, eventuell herstellerunabhängige Untersuchungen. Die Aufbereitung mittels Monographien zu Wirkstoffen stellt einen Bereich dar, in dem bereits in diesem Sinne gearbeitet wird.

Abrundung der Phasen I bis III
Nach der Zulassung können aufgrund geänderten Wissensstandes auch wieder Fragestellungen auftreten, wie sie für die Phasen I bis III der klinischen Prüfung typisch sind (z.B. erneute Bioverfügbarkeitsstudien nach der Entwicklung neuer Analyseverfahren).

Breites Methodenspektrum
Die breite Zielsetzung der Forschung nach der Zulassung bedingt eine große Methodenvielfalt. Die bewährten Forschungsinstrumente der klinischen Prüfung in den Phasen I bis III finden dabei weiterhin Anwendung. So sind häufig nach der Zulassung weitere kontrollierte klinische Prüfungen mit streng pragmatischem Ansatz sinnvoll, um den therapeutischen Nutzen eines Arzneimittels praxisbezogener prüfen zu können, als dies vor der Zulassung möglich ist (größere Repräsentativität, relevante Langzeitkriterien, siehe Abschnitt 2.1). Diese Ansätze müssen aber durch andere Instrumente ergänzt werden: epidemiologische Studienformen (Kohorten-Studien, Fall-Kontroll-Studien, Anwendungsbeobachtungen), aber auch funktionsfähige Spontanmeldesysteme (Einzelfallbeobachtungen) oder die Benutzung von Daten aus Versichertenregistern (Untersuchung mit Sekundärdaten). Es sind Studienansätze mit repräsentativer Erfassung der tatsächlichen Anwendungspraxis erforderlich, in denen eine Selektion spezieller Patienten weitestmöglich vermieden wird und weder die Therapiewahl noch die Therapiedurchführung durch einen vorgegebenen Prüfplan beeinflußt werden.

Diese Auffassung von Forschung nach der Zulassung ist eine bewußte und programmatisch zu verstehende Erweiterung der Phase IV der klinischen Prüfung, weshalb wir im folgenden auf diesen Begriff verzichten. Bezüglich der Forschung kann der Zeitpunkt der Zulassung als eine Aufhebung der Einteilung in Entwicklungsphasen angesehen werden.

Die Arzneimittelforschung nach der Zulassung muß mit der notwendigen wissenschaftlichen Qualität betrieben werden. Der Umfang der Arzneimittelprüfung vor der Zulassung ist durch das Arzneimittelgesetz (Abkürzung: AMG) und die *Arzneimittelprüfrichtlinien* (BMJFFG, 1989) genau geregelt. Gesetzliche Regelungen für die Arzneimittelforschung nach der Zulassung sind im Vergleich dazu nur für Teilbereiche präzise, wie die folgende Übersicht zeigt:

- § 28 Absatz 3 AMG (Auflage weiterer analytischer, pharmakologisch-toxikologischer oder klinischer Prüfungen bei Arzneimitteln, die wegen ihres vermutlichen großen therapeutischen Werts beschleunigt zugelassen werden)
- § 28 Absatz 3a und 3b AMG (Möglichkeit für die zuständige Bundesoberbehörde, durch Auflagen anzuordnen, "daß nach der Zulassung Erkenntnisse bei der Anwendung des Arzneimittels systematisch gesammelt, dokumentiert und ausgewertet werden", wobei die zuständige Bundesoberbehörde Art und Umfang der Untersuchung oder Prüfung bestimmen kann)
- § 29 Absatz 1 AMG (Anzeigepflicht von Nebenwirkungen, Wechselwirkungen mit anderen Mitteln und Arzneimittelmißbrauch)
- § 31 Absatz 2 AMG (Verpflichtung des Herstellers, im Rahmen des Antrags auf Verlängerung der Zulassung in einem Bericht die Änderungen von "Beurteilungsmerkmalen" mitzuteilen, "Fünf-Jahres-Bericht")
- § 49 Absatz 5 AMG (Verpflichtung des Herstellers, im Rahmen der automatischen Verschreibungspflicht für Arzneimittel, die in der medizinischen Wissenschaft nicht allgemein bekannte Stoffe enthalten, Unterlagen einzureichen, die eine Bestimmung zulassen, ob der Arzneistoff weiterhin nicht allgemein bekannt ist oder ob eine Unterstellung unter § 48 AMG bzw. eine Freistellung von der Verschreibungspflicht möglich ist)
- § 49 Absatz 6 AMG (Verpflichtung des Herstellers, im Rahmen der automatischen Verschreibungspflicht für Arzneimittel, die in der medizinischen Wissenschaft nicht allgemein bekannte Stoffe enthalten, in Erfahrungsberichten "neue Erkenntnisse über Wirkungen, Art und Häufigkeit von Nebenwirkungen ..." mitzuteilen, "Zwei-Jahres-Bericht")
- § 63a AMG (Einsetzung eines Stufenplanbeauftragten, der bekanntgewordene Meldungen über Arzneimittelrisiken zu sammeln, zu bewerten und die notwendigen Maßnahmen zu koordinieren hat)
- § 67 Absatz 6 AMG (Anzeigepflicht für "Untersuchungen, die dazu bestimmt sind, Erkenntnisse bei der Anwendung zugelassener Arzneimittel zu sammeln") und

– § 76 AMG (Pflichten des Pharmaberaters: Dieser "hat Mitteilungen von An-
  gehörigen der Heilberufe über Nebenwirkungen und Gegenanzeigen oder
  sonstige Risiken bei Arzneimitteln schriftlich aufzuzeichnen und dem Auftraggeber schriftlich mitzuteilen.")

Diese allgemein gehaltenen Formulierungen bedürfen weiterer Interpretation,
um sicherzustellen, daß eine Forschung nach der Zulassung im oben dargestellten Umfang und mit der erforderlichen Qualität durchgeführt wird. Verbesserte Standards könnten dazu beitragen, Unsicherheiten bei der Nutzen-Risiko-
Bewertung in Stufenplanverfahren oder bei Bewertungen z.B. in Transparenz-
listen der Transparenzkommission (§§ 39a - 39e AMG) abzubauen.

3. FORSCHUNGSZIELE

Die nachfolgende Aufstellung zeigt die Vielfalt notwendiger Zielsetzungen der Arzneimittelforschung nach der Zulassung. Den Fragestellungen werden jeweils zur Lösung geeignete methodische Instrumente zugeordnet, mit Verweisen auf die entsprechenden Abschnitte in Kapitel 5; dabei werden gegebenenfalls Defizite in der Entwicklung und im Einsatz dieser Methoden ersichtlich. Die Aufzählung beansprucht keine Vollständigkeit.

3.1 Untersuchungen zum Risiko

Bei jeder Anwendung eines Arzneimittels muß an die Möglichkeit gedacht werden, daß eine bisher für dieses Arzneimittel unbekannte (weil seltene und daher bei der relativ geringen Zahl von Anwendungen vor der Zulassung noch nicht beobachtete) Nebenwirkung erstmalig auftritt. Der *Entdeckung bisher unbekannter seltener Risiken* (hierzu zählen insbesondere Nebenwirkungen) dienen vor allem Spontanmelderegister (Abschnitt 5.6), wie sie z.B. von den Herstellern, von der zuständigen Bundesoberbehörde und von den Arzneimittelkommissionen der Kammern der Heilberufe geführt werden. Vor allem bei neuen Stoffen ist die möglichst vollständige Dokumentation aller unerwünschten Ereignisse in Melderegistern erforderlich. Unerwartete und unter Umständen nur geringe Häufungen insbesondere von schwerwiegenden unerwünschten Ereignissen können Hinweise auf bisher unbekannte Risiken geben.

Aufgrund eines ausgeprägten "Underreporting" sind *Risiken durch Mißbrauch und Sucht* nur schwer mit Spontanmelderegistern zu erfassen. Die derzeitige Orientierung der Spontanmelderegister auf Nebenwirkungen läßt diese zur Erkennung von Risiken durch Fehlgebrauch, insbesondere von Intoxikationen, als nur bedingt geeignet erscheinen. Dies ist bedauerlich, da Arzneimittelintoxikationen auch durch die Giftinformationsverordnung des Chemikaliengesetzes nicht miterfaßt werden und darüber hinaus bei diesen Fragen (z.B. Intoxikation, Sucht) viele Studienformen allein aus ethischen Gründen ausscheiden.

Die Entdeckungsmöglichkeiten von Spontanmelderegistern sind insbesondere dann begrenzt, wenn es sich bei dem Risiko um eine Erkrankung handelt, die unabhängig von Arzneimitteln relativ häufig auftritt, und das Risiko durch das Arzneimittel nur geringfügig erhöht wird. Als systematisches Instrument zur

Entdeckung solcher Arzneimittelrisiken werden daher z.B. auch Fall-Kontroll-Studien (Abschnitt 5.4) eingesetzt (vgl. Jick, 1977). Dieser Ansatz ist sehr aufwendig, stellt jedoch eine wichtige Ergänzung zu den Spontanmeldesystemen dar.

Spontanmelderegister erfüllen eine wichtige Signalfunktion; sie gestatten jedoch nicht die *Quantifizierung eines Risikos*, da hierzu die Bezugsgröße (Nenner) fehlt. Ist ein Risiko-Verdacht einmal durch Spontanmeldungen oder z.B. in einer Anwendungsbeobachtung (Abschnitt 5.5) entstanden, so sind andere methodische Instrumente zur Abklärung dieses Verdachts und zur Schätzung geeigneter Risikozahlen (z.B. Inzidenzen) einzusetzen. Ziel ist letztlich die Quantifizierung von Auftretenshäufigkeiten bei Anwendern des jeweiligen Arzneimittels im Vergleich zu Nichtanwendern. Das höchste Vertrauen in eine kausale Zuordnung des Risikos gestattet hierbei naturgemäß die kontrollierte klinische Prüfung. Wegen der hohen benötigten Fallzahlen werden klinische Prüfungen (auch nichtkontrollierte) zur Quantifizierung eines Risikos jedoch nur ausnahmsweise einsetzbar sein. Eine klinische Prüfung ist allerdings immer dann erforderlich, wenn das Nebenwirkungsrisiko eines Medikamentes in einem vordefinierten Patientenkollektiv unter standardisierten Anwendungsbedingungen (Dosis, Dauer usw.) untersucht werden soll. Sonst kommen je nach Art und erwarteter Häufigkeit der Nebenwirkungen und Anwendungshäufigkeit des Medikamentes Kohorten-Studien (Abschnitt 5.3) oder Fall-Kontroll-Studien (Abschnitt 5.4) in Betracht. Kohorten-Studien sind bei Nebenwirkungshäufigkeiten im Promillebereich anwendbar; zur Quantifizierung (im Sinne eines relativen Risikos) seltenerer Nebenwirkungen kommt nur der retrospektive Ansatz der Fall-Kontroll-Studie in Frage.

Als ein neuer Datenzugang wird zunehmend die Verwendung von Versichertenregistern diskutiert (Abschnitt 5.7). Die Benutzung solcher Daten, gegebenenfalls in Verbindung mit einem "record linkage" (Zusammenführung unterschiedlicher Datenbereiche, z.B. Medikamentenverordnung und Behandlung wegen einer neuen Erkrankung), ermöglicht unter Umständen die Entdeckung und Quantifizierung sehr seltener oder mit langer Latenzzeit auftretender Nebenwirkungen – selbst bei selten verordneten Arzneimitteln. Dabei muß die Frage der Validität von Verwaltungsdaten für die jeweils vorliegende medizinisch-wissenschaftliche Fragestellungen im einzelnen Anwendungsfall geprüft werden. Da die Einwilligungsmöglichkeit des Patienten in der Regel fehlt, stellt sich die Datenschutzproblematik bei solchen Untersuchungen anders dar als z.B. bei klinischen Studien.

Um differenzierte Aussagen im Sinne von *Gegenanzeigen und Wechselwirkungen* zu erhalten, sollten bei Planung und Auswertung von Studien zum Risiko eines Arzneimittels die *Ermittlung und Quantifizierung von Risikofaktoren* angestrebt werden, d.h. von Faktoren, die ein in Frage stehendes Risiko eines Arzneimittels erhöhen können. Risikofaktoren sind demnach nicht nur Patientenmerkmale, z.B. Alter, Geschlecht, Begleiterkrankung, sondern auch die zusätzliche Gabe anderer Arzneimittel und Substanzen, die Arzneimittelwirkungen beeinflussen können (z.B. Alkohol).

3.2 Untersuchungen zum Nutzen

Oft sind vor der Zulassung nur Studien in selektierten Patientenkollektiven (Ein-/Ausschlußkriterien) mit befristeten Endpunkten (z.B. 1-Jahres-Beobachtung anstelle lebenslanger Beobachtung) oder mit ersatzweisen Zielvariablen, sogenannten Surrogatkriterien (z.B. Senkung des Blutdrucks anstelle verlängerter Lebensdauer bzw. Todesursache), durchgeführt worden. In solchen Fällen stellt sich nach der Zulassung zuvorderst die Frage des *direkten Nachweises einer positiven Beeinflussung des Krankheitsverlaufs unter Praxisbedingungen.* Zur Beantwortung dieser Frage sind kontrollierte klinische Prüfungen (Abschnitt 5.1) mit unmittelbar klinisch relevanten Endpunkten und Zielvariablen geeignet. In Bereichen wie z.B. der Prävention bei Herz-Kreislauf-Erkrankungen, in denen zahlenmäßig kleine Therapieeffekte wie etwa eine geringe Letalitätsreduktion bereits medizinisch relevant sind und daher sehr große Fallzahlen erforderlich sind, können Meta-Analysen wichtige Erkenntnisse liefern, wenn sie mit der nötigen besonderen Sorgfalt durchgeführt werden (Abschnitt 5.8) und hinreichend große Einzelstudien schwer praktikabel sind.

Fragestellungen zu *Verträglichkeit und Wirksamkeit bzw. zum Wirkmechanismus* sind typisch für die Phasen I, II oder III; sie werden jedoch bei zugelassenen Präparaten wieder relevant, wenn inzwischen neue und bessere Methoden oder Modelle der Messungen von Wirkungen (z.B. Schmerzmodelle) verfügbar sind. Wie in den Phasen I bis III kommen in diesem Zusammenhang ausschließlich klinische Prüfungen (Abschnitte 5.1, 5.2) in Betracht.

In vielen Krankheitsbereichen tritt als Nutzenskomponente zunehmend die *Lebensqualität* ins Blickfeld. Auf diesem Gebiet besteht großer Entwicklungsbedarf für Meß- und Auswertungsmethoden.

Die *Ermittlung wechselwirkender Faktoren*, d.h. Faktoren, die die Wirkung oder Wirksamkeit begünstigen oder abschwächen, ist ein wichtiges Ziel der Studienauswertung insbesondere bei Kohorten-Studien (Abschnitt 5.3). Unter diesen Fragenkomplex subsumiert sich insbesondere die *Charakterisierung von Non-Respondern.*

Ein weiteres wichtiges Forschungsziel ist die *Ermittlung von Wirkverlusten* (Toleranzentwicklung), wozu in der Regel klinische Studien (Abschnitte 5.1, 5.2) erforderlich sind. Die *Untersuchung von Möglichkeiten der Veränderung des Behandlungsregimes* (Gesamtdosis, Dosisverteilung, Dauer, Applikationsform) liegt außerhalb der zulassungsgemäßen Anwendung und fällt somit wieder in die Entwicklungsphasen vor der Zulassung.

Anwendungsbeobachtungen (Abschnitt 5.5) oder auch Einzelfallbeobachtungen (Abschnitt 5.6) können Hypothesen zum Thema Nutzen generieren; diese erfordern jedoch ausnahmslos eine Abklärung in unabhängigen klinischen Studien, die – falls durchführbar – kontrolliert sein sollten.

3.3 Vergleichende Fragestellungen

Hiermit sind alle Fragen gemeint, die einen Vergleich oder eine Abwägung erfordern.

Übergeordnetes Ziel der Forschung nach der Zulassung ist die *Nutzen-Risiko-Bewertung* des Arzneimittels und der *Vergleich mit therapeutischen Alternativen* (medikamentöser und nichtmedikamentöser Art), differenziert nach Indikationsgebieten und Einflußfaktoren. Da Nutzen und Risiko komplexe und hochdimensionale Begriffe darstellen, können sie erst nach Aufspaltung in vereinfachende Teilfragen durch Studien operationalisiert werden, so daß das Gesamtziel einer Nutzen-Risiko-Bewertung nicht mit einem einzigen methodischen Instrument zu erreichen ist und nur in Ausnahmefällen ein *Nutzen-Risiko-Verhältnis* im Sinne einer Bruchzahl bestimmt werden kann (zur Problematik der Nutzen-Risiko-Bewertung vgl. Victor, 1990). So wird der Nutzen (Wirksamkeit) in klinischen Prüfungen (Abschnitte 5.1, 5.2) quantifiziert; für die Quantifizierung der Häufigkeit unerwünschter Arzneimittelwirkungen (UAW) – eine wichtige Komponente des Risikos (nicht ausreichende Verträglichkeit) – ist man in der Regel auf epidemiologische Studienformen (Abschnitte 5.3, 5.4) angewiesen.

Nur dort, wo Nutzen und Risiko unmittelbar kommensurabel sind, werden derzeit quantitative Nutzen-Risiko-Bewertungen mit objektiven Methoden durchgeführt (z.B. bei Schutzimpfungen). Für andere Bereiche steht die Entwicklung einer praxisgerechten objektiven Methodik zur Integration der zahlreichen Aspekte einer Nutzen-Risiko-Bewertung noch aus.

Wegen der Schwierigkeit des Vergleichs von z.B. Gesundheit, Umwelt und Geld wird die Einbeziehung von Kosten, also eine *Nutzen-Kosten-Bewertung,* besonders problematisch und ist abhängig von zeit- und kulturabhängigen ethischen Normen. Im bundesdeutschen Gesundheitswesen sind außerdem derzeit die tatsächlichen Therapiekosten nicht in allen Bereichen transparent. Nutzen-Kosten-Bewertungen wurden bisher nur für spezielle Beispiele durchgeführt; auch hier besteht Bedarf an der Entwicklung allgemeiner Methoden.

3.4 Fragestellungen zur Verbreitung und Verwendung (drug utilisation)

Im Vordergrund stehen hier die *Beobachtung der tatsächlichen Anwendungs- und Verordnungsgewohnheiten*, um Veränderungen der Indikation oder der Dosierung gegenüber der Zulassung feststellen zu können, sowie Fragen der Compliance. Untersuchungen mit Sekundärdaten (Abschnitt 5.7) sind eine geeignete Methode, da sie eine Beeinflussung der Zielgrößen durch den Interventionscharakter einer Studie am sichersten ausschließen. Fragen zur *Akzeptanz und Praktikabilität* können mit Hilfe von Anwendungsbeobachtungen beantwortet werden (Abschnitt 5.5). Zu diesem Themenkreis sei schließlich die *Ermittlung von marktbeeinflussenden Faktoren* mit den Methoden der Meinungsforschung (Abschnitt 5.9) genannt.

3.5 Sonstige Fragestellungen

Der Vollständigkeit halber werden noch Phase-I-typische Fragen zur Pharmakokinetik (*Bioverfügbarkeit, Bioäquivalenz, Metabolismus*) erwähnt, die mittels klinischer Prüfungen (Abschnitte 5.1, 5.2) untersucht werden. Studien zur Pharmakokinetik vor der Zulassung werden an selektierten Probanden durchgeführt und erlauben meist keine ausreichenden Aussagen über die Verteilung und Variabilität pharmakokinetischer Parameter in der tatsächlichen Population der späteren Arzneimittelanwender sowie über deren Abhängigkeit von anderen Faktoren (Alter, Risikofaktoren) (vgl. Colburn, Olson, 1988). Fragen zur Pharmakokinetik können auch erneut auftreten, wenn z.B. zwischenzeitlich neue biochemische Analyseverfahren entwickelt wurden oder spezielle *Interaktionsstudien* sinnvoll erscheinen.

Weitere Themenkreise sind die *Differenzierung zwischen ambulantem und stationärem Versorgungsbereich, Untersuchungen zur Umsetzung von Forschungsresultaten in die ärztliche Therapiepraxis* sowie die *Beschreibung der Auswirkungen von Arzneimitteltherapien auf das Gesundheitswesen* (z.B. Kostensenkung und -steigerung; Abshagen, Münnich, 1990) *und auf das Ökosystem* (z.B. Resistenzentwicklung). Hier fehlen adäquate Methoden weitgehend.

4. PERSPEKTIVEN

Das Interesse einer weiteren Verbesserung der empirischen Basis für die Nutzen-Risiko-Bewertung von Arzneimitteln nach der Zulassung wird weiter zunehmen, wobei auch der Vergleich eines Arzneimittels mit therapeutischen Alternativen eine große Rolle spielen wird. Es ist zu erwarten, daß verfügbare methodische Instrumente verbessert und neue Methoden, z.B. zur Nutzen-Risiko-Bewertung, entwickelt werden. Viele Fragestellungen sind produktübergreifend und stoßen auch außerhalb der Pharmaindustrie auf breites Interesse.

Daraus resultiert eine wissenschaftliche Herausforderung für die Arzneimittelforschung nach der Zulassung – sowohl qualitativ im Sinne einer weiteren Verbesserung der Methodik als auch quantitativ im Sinne von noch stärker intensivierten Forschungsaktivitäten. International ist inzwischen der Begriff "Pharmakoepidemiologie" in allgemeinem Gebrauch (vgl. Strom, 1989). Doch bleibt noch viel zu tun, um die vorrangigen Fragen der Arzneimittelsicherheit sowie der (vergleichenden) Nutzen-Risiko-Bewertung auf qualitativ ausreichender Basis in dem Umfang zu beforschen, wie es ihrer Bedeutung für die kontinuierliche Bewertung eines Arzneimittels entspricht.

Um den notwendigen Umfang und die notwendige Qualität der Forschung nach der Zulassung zu erreichen und diese Forschung ständig weiter zu verbessern, ergeben sich folgende Schlußfolgerungen:

Begleitende Forschung
Die begleitende Forschung zu einem Arzneimittel und seinem(n) Wirkstoff(en) darf nicht auf die Einführungsphase nach der Zulassung beschränkt bleiben, sondern muß die gesamte Lebenszeit des Arzneimittels begleiten.

Breitere Beteiligung an den Forschungsaktivitäten
Die ausgeführten Forschungsziele und das große öffentliche Interesse machen deutlich, daß die Forschung nach der Zulassung nicht nur Aufgabe der pharmazeutischen Industrie sein kann. Hier sind auch eigene Beiträge der öffentlichen Hand, der Krankenkassen, der Ärzteschaft und anderer Institutionen des Gesundheitswesens, wie z.B. Universitätskliniken und -institute,

gefordert. Die in Klinik und Praxis tätigen Ärzte sollten sich stärker als bisher an der Bestimmung der Ziele, der Planung und Durchführung von Studien nach der Zulassung beteiligen. Eine enge Zusammenarbeit der beteiligten Gruppen ist anzustreben. Die Bereitschaft, entsprechende Vorhaben finanziell zu fördern, muß deutlich und anhaltend gesteigert werden.

Sicherstellung der wissenschaftlichen Qualität

Klinische Studien der Phasen I bis III werden in der Regel von hierfür spezialisierten Forschungsabteilungen geplant, überwacht und ausgewertet, und die Durchführung der Studien liegt in den Händen qualifizierter Ärzte. Dies gilt auch für klinische Studien nach der Zulassung. Ebenso sollten alle anderen Untersuchungen nach Zulassung des Arzneimittels, z.B. epidemiologische Studien und Anwendungsbeobachtungen gemäß § 67 Absatz 6 AMG, eine medizinisch-wissenschaftliche Zielsetzung haben, die in einem Studien- bzw. Beobachtungsplan ausgeführt ist. Das Bekanntmachen eines neuen Arzneimittels ist keine Zielsetzung der Arzneimittelforschung nach der Zulassung in diesem Sinne. Alle Studien bzw. Beobachtungen nach der Zulassung sollten nach wissenschaftlichen Grundsätzen und nur von qualifizierten Wissenschaftlern geplant, durchgeführt, ausgewertet und veröffentlicht werden. Die beteiligten Zentren sollen wissenschaftlich betreut werden mit dem Ziel, die erforderliche Daten- und Dokumentationsqualität zu erreichen; nur dann ist eine der Fragestellung der Studie angemessene Auswertung möglich.

Verbesserung der Melderegister

Die Funktionsfähigkeit von Registern für spontane Meldungen über UAW-Verdachtsfälle bei der zuständigen Bundesoberbehörde und bei den Kammern der Heilberufe sollte verbessert werden. Wesentlich wäre eine stärkere Realisierung der standesrechtlichen Verpflichtung der Ärzte zur Mitarbeit, eine verbesserte Koordination der verschiedenen Register – auch der Arzneimittelhersteller – untereinander, eine sorgfältige Nacherhebung wichtiger UAW-Verdachtsfälle durch Fachleute sowie eine stetige wissenschaftsorientierte Arbeit mit den Meldungen.

Verstärkte pharmakoepidemiologische Forschung

Arzneimittelverordnungen und -anwendungen müssen bevölkerungsbezogen gegliedert z.B. nach Alter, Geschlecht, Region und Erkrankung des Patienten beschrieben werden, sowie nach wichtigen Merkmalen des behandelnden Arztes (Fachgebiet, Alter usw.). Die Determinanten ärztlichen Verordnungsverhaltens und der Compliance der Patienten gilt es zu analysieren. Die vorhandenen epidemiologischen Ansätze zur qualitativen und quantitativen Bestimmung von Arzneimittelrisiken und – sofern indiziert –

auch des Nutzens sollten systematisch eingesetzt werden. Die Verfahren
zur Nutzen-Risiko-Analyse sind weiterzuentwickeln. Bei datenschutzrechtlichen Regelungen sollte darauf geachtet werden, daß pharmakoepidemio-
logische Forschung nicht behindert wird.

Methodische Qualitätsstandards

Für klinische Prüfungen vor und nach der Zulassung, die den §§ 40-42 AMG
unterliegen, hat der Bundesminister für Jugend, Familie, Frauen und Gesundheit (BMJFFG) "Grundsätze für die ordnungsgemäße Durchführung
der klinischen Prüfung von Arzneimitteln" (BMJFFG, 1987) – im folgenden
mit *Grundsätze klin. Prüf.* abgekürzt – veröffentlicht; 1991 tritt die EG-
Note for Guidance "Good Clinical Practice for Trials on Medicinal Products
in the European Community" des Committee for Proprietary Medicinal
Products (CPMP, 1990) – im folgenden mit *EG-GCP* abgekürzt – in Kraft.
Für zulassungsrelevante Studien ist die Beachtung der *Grundsätze klin.
Prüf.* in den *Arzneimittelprüfrichtlinien* gemäß § 26 AMG (BMJFFG, 1989)
verbindlich festgeschrieben. Wie in Abschnitt 2.2 dargestellt, werden in der
Arzneimittelforschung nach der Zulassung aber auch epidemiologische Studienformen zunehmende Bedeutung erlangen, die keine klinischen Prüfungen darstellen und auf die diese Regelungen daher nicht zutreffen. Für solche Studienformen, zu denen insbesondere die in § 67 Absatz 6 AMG angesprochenen sogenannten Anwendungsbeobachtungen gehören, sollten daher ebenfalls methodische Qualitätsstandards zur Planung, Durchführung,
Auswertung und Berichterstattung definiert werden. In Kapitel 5 des vorliegenden Arbeitspapiers werden hierzu Vorschläge gemacht. Allerdings weist
auch das existierende Methodenspektrum noch Lücken auf, die – neben der
inhaltsorientierten Forschung – die Lösung methodischer Probleme nötig
machen.

Bei der Verwirklichung dieser Forschungsaufgaben sind alle beteiligten Interes-
sengruppen herausgefordert, diese Prozesse auf wissenschaftlich hohem Niveau und in angemessenem Umfang zu unterstützen und dabei auch die Möglichkeiten internationalen Zusammenwirkens, z.B. im Rahmen des entstehen-
den europäischen Binnenmarktes, weiter zu intensivieren.

5. METHODEN

Die wichtigsten Instrumente werden in diesem Kapitel kurz dargestellt. Die Reihenfolge orientiert sich nicht an Wichtigkeit oder Häufigkeit der Verwendung im Rahmen der Forschung nach der Zulassung, sondern an methodischen Aspekten (Studientypen).

Die Methodenentwicklung für die intervenierenden Studientypen (Abschnitte 5.1, 5.2) darf als weitgehend abgeschlossen gelten, vgl. auch die gesetzlichen Regelungen und Verordnungen (AMG, *Arzneimittelprüfrichtlinien* (BMJFFG, 1989), *Grundsätze klin. Prüf.* (BMJFFG, 1987), *EG-GCP* (CPMP, 1990)). Die kontrollierte klinische Studie (Abschnitt 5.1) wird dennoch relativ ausführlich abgehandelt, da sie als Muster für die Beschreibung der anderen Studienformen dient.

Die methodischen Anforderungen an die nichtintervenierenden, prospektiven Studientypen (Abschnitte 5.3, 5.5), an die retrospektiven Studientypen (Abschnitte 5.4, 5.6) und an Untersuchungen mit Sekundärdaten (Abschnitt 5.7) sind dagegen derzeit unzureichend festgeschrieben. Deshalb sind die nachfolgenden Abschnitte auch als Basis für die ausstehende Ausarbeitung detaillierter Regelungen sowie als vorläufige Leitlinien bei der praktischen Durchführung zu verstehen. Eingehender als andere Studienformen wird vor allem die Anwendungsbeobachtung (Abschnitt 5.5) dargestellt, die in der 2. AMG-Novelle (16.8.1986) vom Gesetzgeber angesprochen, aber bisher als spezielles methodisches Instrument nicht präzise definiert ist.

Die vorliegende Zusammenstellung der Methodeninstrumente ist nicht vollständig, z.B. fehlt die in der Arzneimittelforschung seltener angewandte Querschnittsuntersuchung. Wegen der Einteilung nach formalen Kriterien des Studiendesigns sind spezifische und bewährte Ansätze der Forschung nach der Zulassung, wie z.B. das "Prescription Event Monitoring" (vgl. Abschnitt 5.5.8, Beispiel c) und das "Intensive Drug Monitoring" (vgl. Abschnitt 5.3.8), nicht eigens beschrieben, sondern nur als Spezialfälle allgemeiner Studienformen beispielhaft genannt. Selbstverständlich müssen für spezielle Fragen aus den allgemeinen Studienformen spezifische Forschungsansätze entwickelt werden.

5.1 Kontrollierte (randomisierte) klinische Studie

5.1.1 Kurzdarstellung der Methodik

Bei einer kontrollierten klinischen Studie ist – entsprechend dem Plan eines naturwissenschaftlichen Experiments – die Behandlung die einzige systematisch veränderte Einflußgröße, während alle übrigen Bedingungen weitestmöglich gleich gehalten werden. Voraussetzung ist die Festlegung der Durchführungsbedingungen in einem Prüfplan. Kontrollierte klinische Studien nach der Zulassung werden fast immer im Parallelgruppenvergleich durchgeführt. Um neben bekannten Einflußgrößen auch unbekannte Störgrößen auszuschalten, ist die angestrebte Vergleichbarkeit der Bedingungen nur durch eine Therapiezuweisung nach dem Zufallsprinzip (Randomisierung) zu erreichen. Die Begriffe *randomisierte Studie* und *kontrollierte Studie* werden daher oft synonym gebraucht. Meist werden zwei Therapien miteinander verglichen, wobei eine der beiden Therapien auch eine Leerbehandlung (Placebo) sein kann. Mehrarmige Studien sind möglich, jedoch beschränkt die Praktikabilität die Zahl der in einer Studie verglichenen Therapien auf einige wenige.

Zur Vermeidung subjektiver Einflußnahme durch Patient oder Prüfarzt dient die *Verblindung* der Therapiearme. Verblindete Arzneimittel gelten juristisch nicht mehr als zugelassen, auch wenn zugelassene Handelsware verwendet wird, da sie mit dem Hinweis "Zur klinischen Prüfung bestimmt" zu versehen sind.

Kontrollierte klinische Studien sind stets prospektiv und in der Regel prolektiv.

5.1.2 Prüfplan

Vor Beginn der Studie ist ein Prüfplan zu erstellen. Die Anforderungen an den Prüfplan und den Prüfbogen (Datenerhebungsbogen) regeln die *Grundsätze klin. Prüf.* Da dort alle Einzelheiten entnommen werden können, werden nachfolgend nur die wichtigsten im Prüfplan festzulegenden Punkte aufgelistet:
- die avisierte *Grundgesamtheit* (die in der Studie zu untersuchende Indikation) durch Definition von Ein- und Ausschlußkriterien
- die zu vergleichenden Therapieschemata einschließlich der Dosierungen
- das Hauptzielkriterium mit Begründung seiner Eignung zum Nachweis des therapeutischen Nutzens

- die Auswertungsstrategie mit Angabe der konfirmatorisch zu prüfenden Hypothesen sowie der zu verwendenden statistischen Prüfverfahren einschließlich des Signifikanzniveaus
- eine klinisch relevante Differenz für das Hauptzielkriterium sowie die unter dieser Differenz benötigte Teststärke ("Power") und eine Schätzung der erforderlichen Fallzahl auf der Basis dieser Vorgaben
- die deskriptiv oder exploratorisch zu behandelnden Nebenzielgrößen
- Regelungen für die methodische Behandlung von Non-Compliern und Behandlungsfehlern, von Therapieverweigerern und -abbrüchen sowie von Auswertungsausschlüssen
- Name und Qualifikation des verantwortlichen Leiters der Prüfung und des verantwortlichen Biometrikers
- gegebenenfalls (siehe unten) Benennung eines Studienbegleitkomitees.

Dem Prüfplan ist ein Muster des Prüfbogens beizufügen. Der Prüfplan muß grundsätzlich eingehalten werden. Ergeben sich zwingende Gründe für eine Änderung des Prüfplans und ist der Abbruch der Prüfung deshalb nicht notwendig, so ist die Änderung unter Angabe der Gründe mit Datum zu protokollieren. Der Prüfplan und jede Änderung muß vom Leiter der klinischen Prüfung und sollte auch vom verantwortlichen Biometriker unterzeichnet werden. Der Leiter der klinischen Prüfung kann sich zur Erfüllung seiner Überwachungsaufgaben eines Studienbegleitkomitees bedienen, das ihn z.B. bei der Überprüfung der Einhaltung des Prüfplans, bei Entscheidungen über vorzeitigen Studienabbruch bei unvorhergesehenen Ereignissen usw. unterstützt.

5.1.3 Formale Anforderungen

An gesetzlichen Regelungen treffen §§ 40, 41 AMG (unter Berücksichtigung der Ausnahmen gemäß § 42 AMG, z.B. bei klinischen Prüfungen mit zugelassenen Arzneimitteln), die *Grundsätze klin. Prüf.* und ab 1991 die europäischen *EG-GCP* zu. Wie jede andere klinische Prüfung ist auch die kontrollierte klinische Prüfung beim zuständigen Regierungspräsidenten anzuzeigen. Nach dem AMG muß ein dem jeweiligen Stand der wissenschaftlichen Erkenntnisse entsprechender Prüfplan vorliegen. Außerdem darf die klinische Prüfung eines Arzneimittels bei Menschen nur durchgeführt werden, wenn und solange für den Fall, daß bei ihrer Durchführung ein Mensch getötet oder der Körper oder die Gesundheit eines Menschen verletzt wird, eine Versicherung besteht, die auch Leistungen gewährt, wenn kein anderer für den Schaden haftet (§ 40 Absatz 1 Nr. 8 und Absatz 3). Jeder Teilnehmer an einer klinischen Prüfung ist vor seiner Einwilligung über alle verwendeten Therapien und ihre möglichen Risiken sowie andere Therapiemöglichkeiten aufzuklären sowie auch darüber, daß die Zuweisung der Therapie nach dem Zufall erfolgt. Die in der Prüfung eingesetzten Medikamente müssen durch den Aufdruck "Zur klinischen Prüfung bestimmt" gekennzeichnet sein und dürfen für zugelassene Arzneimittel nicht den Handelsnamen tragen. Gemäß den *Grundsätze klin. Prüf.* soll und gemäß § 1 der *Berufsordnung für die deutschen Ärzte* (Bundesärztekammer, 1988; hier verwendete Abkürzung: *Berufsordnung*) muß eine Ethikkommission vor Aufnahme der klinischen Prüfung gehört werden. Die Frage der Zuständigkeit der Ethikkommissionen, wie sie u.a. bei den Ärztekammern der Länder und an den medizinischen Fakultäten der Hochschulen etabliert sind, sowie die länderspezifischen Ausprägungen der Berufsordnung für Ärzte führen derzeit zu Handlungsunsicherheit bei (überregionalen) multizentrischen Prüfungen.

Da mit den Prüfärzten ein ärztlicher Behandlungsvertrag vorliegt, ist die Speicherung nichtanonymisierter Patientendaten beim Prüfarzt zulässig. Für die Auswertung einer klinischen Prüfung reichen anonymisierte Daten aus; diese dürfen ohne Beeinträchtigung der Belange des Datenschutzes an die auswertende Stelle weitergegeben werden.

Sollen die Daten in nicht ausreichend anonymisierter Form gespeichert werden, so ist eine Einwilligung des Patienten zur Weiterleitung der Daten erforderlich. Diese sollte nach § 35.2 Bundesdatenschutzgesetz schriftlich erfolgen. Soll etwa zum Zwecke der Qualitätskontrolle einem Studiensponsor oder einer überwachenden Behörde die Möglichkeit der Einsichtnahme in Patientenunterlagen ("source data verification") gegeben werden, so muß nach deutschem Recht der Patient den behandelnden Arzt von dessen ärztlicher Schweigepflicht entbinden. Eine solche Einsichtnahme ist z.B. in der kürzlich in der EG verabschiedeten Note for Guidance *EG-GCP* vorgesehen.

5.1.4 Auswertung

Die Auswertung hat sich an den entsprechenden Festlegungen im Prüfplan zu orientieren. Zum Hauptzielkriterium sind konfirmatorische Aussagen zu machen. Diese bestehen aus statistischen Testentscheidungen (Signifikanztests) und statistischen Intervallschätzungen zur Größenordnung der Wirksamkeit bzw. Überlegenheit. Abweichungen von den im Prüfplan festgelegten Auswertungsverfahren sind zu begründen. Entsprechend der pragmatischen Zielsetzung nach der Zulassung (Beurteilung der Therapie in der klinischen Praxis unter Einbeziehung von Behandlungsfehlern, Therapieverweigerern und -versagern) sollte die konfirmatorische Auswertung in der Regel nach dem *Intent-to-treat-Prinzip* erfolgen.

Neben diesen konfirmatorischen Aussagen kann eine vorab festgelegte Liste von Nebenfragestellungen explorativ angegangen werden, so daß – neben der konfirmatorischen Beantwortung einer oder weniger Hauptfragen – die Studiendaten auch zur Erzeugung von Vermutungen genutzt werden können (Hypothesengenerierung). Diese Hypothesen können nur in nachfolgenden, unabhängigen, kontrollierten Untersuchungen abgeklärt werden. Beide Auswertungsteile, der konfirmatorische und der explorative, müssen klar voneinander getrennt sein.

5.1.5 Anwendungsbereiche

Wenn in Studien der Phasen I bis III das Wirksamkeitskriterium durch sogenannte Surrogatkriterien (z.B. pharmakologische Wirkungen) ersetzt wurden, müssen kontrollierte klinische Studien nach der Zulassung in erster Linie den Nachweis der therapeutischen Wirksamkeit anhand weitergehender Kriterien (z.B. Letalität, Komplikations- und Rezidivrate) zum Ziel haben. Weitere wichtige Anwendungsbereiche sind vergleichende Untersuchungen zu therapeutischen Alternativen und der Nachweis der Übertragbarkeit der unter den Idealbedingungen einer explanatorischen Studie gefundenen Resultate in die klinische Routine durch Studien mit pragmatischem Ansatz.

Für eine genaue Abschätzung kleiner Risiken kommen kontrollierte klinische Studien wegen der benötigten sehr großen Fallzahlen kaum in Frage (vgl. Abschnitt 5.1.7).

5.1.6 Qualität

Die kontrollierte klinische Studie ist die beste Methode, eine systematische Verzerrung des Therapievergleichs durch bekannte und/oder unbekannte Störgrößen auszuschließen. Sie erlaubt die höchstmögliche Sicherheit bei der Beantwortung offener Fragen und berechtigt zu einem hohen Maß an Vertrauen in die Kausalität der aufgedeckten Zusammenhänge. Ihr Ziel ist es, zu *überzeugen* oder wissenschaftliche *Kontroversen abzuklären*.

Die Wirksamkeits- oder Vergleichsaussagen einer kontrollierten klinischen Studie haben also höchstmögliche Qualität bezüglich der in die Studie einbezogenen Patientengruppe (interne Validität). Die Verallgemeinerungsfähigkeit der Aussagen auf zukünftige Patienten (externe Validität)ist allerdings eingeschränkt, da die Untersuchung einer echt zufälligen Stichprobe der Zielpopulation nicht möglich ist. Ob die Gruppe der Studien-Patienten als repräsentativ für die avisierte Grundgesamtheit und darüber hinaus für die zu untersuchende Indikation angesehen werden kann, ist in jedem Einzelfall abzuklären.

5.1.7 Praktikabilität

Der Aufwand für Organisation und Logistik einer kontrollierten Studie ist groß. Dies fängt bei einer realistischen Einschätzung verfügbarer Patientenzahlen an, geht über die unter Umständen aufwendige Abpackung der Prüfmuster (z.B. Verblindung, "double dummies") und hört bei den besonderen formalen Anforderungen auf. Insbesondere bei multizentrischen Studien kann der erforderliche Aufwand sehr groß werden; aufgrund bisheriger Erfahrungen können jedoch selbst großangelegte kontrollierte Studien bei professioneller Studienplanung und -durchführung als gut realisierbar gelten.

Langzeitstudien werfen besonders große organisatorische Probleme auf, ihre Erfolgsaussicht nimmt mit zunehmender Dauer ab. Die Laufzeit einer klinischen Studie wird im wesentlichen durch die notwendige Dauer zur Rekrutierung der benötigten Patientenanzahl und durch die Zeit der Beobachtung des einzelnen Patienten bestimmt. Die Rekrutierungszeit hängt vor allem von der Häufigkeit der behandelten Krankheit ab; sie muß im Bestreben nach möglichst hoher Beobachtungsgleichheit kurz gehalten werden. Bei seltenen Krankheiten ist daher der Schritt zu multizentrischen Studien unumgänglich. Die Nachbeobachtungszeit ist in erster Linie nach klinischen Gesichtspunkten festzulegen, hinter denen Praktikabilitätsbetrachtungen zurückzustehen haben. Bei Zielkriterien, die sehr lange Beobachtungszeiten erforderlich machen, sind daher erfolgversprechende Studien besonders schwierig.

Die benötigte Patientenanzahl variiert je nach Fragestellung zwischen einigen hundert und einigen tausend Patienten. Sie wird hauptsächlich durch das Skalenniveau der Zielgröße (qualitativ bzw. quantitativ) und die Größenordnung der klinisch relevanten Differenz bestimmt.

5.1.8 Beispiel

International Studies of Infarct Survival (ISIS)

Im ISIS-Studienprogramm werden in offenen randomisierten Studien mit über 15 000 Patienten medikamentöse Therapien bei akutem Myokardinfarkt, deren pharmakologische Wirkungen in Phase-III-Studien hinlänglich bewiesen wurde, hinsichtlich ihres unmittelbaren therapeutischen Nutzens untersucht. In ISIS-1 (1986) wird der Beta-Rezeptorenblocker Atenolol gegen eine Leerbehandlung verglichen, in ISIS-2 (1988) intravenöse Streptokinase und orale Azetylsalizylsäure gegen entsprechende Placebos. Entsprechend dem pragmatischen Ansatz wurde das sonstige therapeutische Vorgehen nicht eingeschränkt.

Für diese Substanzen sind im Rahmen der Phase III die Beeinflussung von Blutdruck und Herzfrequenz bzw. die thrombolytische oder thrombozytenaggregationshemmende Wirkung nachgewiesen worden. In den ISIS-Studien wurde untersucht, ob durch ihre Anwendung die Letalität bei Patienten nach überstandenem Myokardinfarkt gesenkt werden kann.

5.2 Nichtrandomisierte klinische Studie

5.2.1 Kurzdarstellung der Methodik

Bei einer nichtrandomisierten klinischen Studie werden Patienten aus einer vorgegebenen Grundgesamtheit nach einem (einarmige Studie) bzw. mehreren (mehrarmige Studie) im Prüfplan festgelegten Therapieschema(ta) behandelt und für eine ebenfalls festgelegte Beobachtungsdauer hinsichtlich der Zielkriterien beobachtet. Ein anderer Typ nichtrandomisierter klinischer Studie liegt vor, wenn Effekte einer Therapie in verschiedenen Grundgesamtheiten verglichen werden sollen. Art und Dauer der Arzneimittelexposition sind also bei der nichtrandomisierten Studie – wie bei der randomisierten Studie – vorgeschrieben, wodurch *die definitorische Abgrenzung gegenüber den anderen prospektiven Ansätzen* (Kohorten-Studie, Abschnitt 5.3; Anwendungsbeobachtung, Abschnitt 5.5) gegeben ist.

Nichtrandomisierte Studien sind an Stelle von randomisierten Studien nur angebracht, wenn eine Randomisierung nicht durchführbar ist; der Verzicht auf Randomisierung ist daher zu begründen. Nichtrandomisierte Studien sind in der Regel nicht verblindet, jedoch reicht die Undurchführbarkeit einer Verblindung nicht aus, um den Verzicht auf Randomisierung zu begründen.

Der Einsatz einarmiger Studien (ohne Vergleichsgruppe) bedarf wegen der weiteren Einschränkung der Aussagekraft einer zusätzlichen Rechtfertigung.

Wie die kontrollierten Studien sind auch die nichtrandomisierten Studien stets prospektiv und prolektiv.

5.2.2 Prüfplan

Für den Prüfplan, einschließlich Prüfbogen, gelten dieselben Anforderungen wie bei randomisierten Studien. Besondere Sorgfalt bei der Erstellung des Prüfplans für eine vergleichende Studie ist auf Maßnahmen zur Vermeidung systematischer Fehler durch Strukturungleichheit der Gruppen zu legen (Maßnahmen zur Ausschaltung der Verzerrung durch bekannte Einflußgrößen). Die Begründung des Verzichts auf die Randomisierung ist Bestandteil des Prüfplans.

5.2.3 Formale Anforderungen

Alle inhaltlich zutreffenden (z.B. entfällt der Hinweis auf die Randomisierung bei der Aufklärung) formalen Anforderungen aus Abschnitt 5.1.3 sind auch bei nichtrandomisierten Studien einzuhalten. Insbesondere sind §§ 40, 41 AMG und die *Grundsätze klin. Prüf.* zu beachten.

5.2.4 Auswertung

Die Auswertung hat sich an den entsprechenden Festlegungen im Prüfplan zu orientieren; Abweichungen sind zu begründen. Als Voraussetzung für die Beobachtungsgleichheit ist die strikte Einhaltung der im Prüfplan festgelegten Durchführungsmodalitäten zu prüfen. Bei mehrarmigen Studien muß wegen der fehlenden Randomisierung dem Problem der Strukturgleichheit besondere Beachtung geschenkt werden. Die Strukturgleichheit der Vergleichskollektive hinsichtlich der für die jeweilige Fragestellung relevanten Einflußgrößen (z.B. Geschlecht, Alter, Dauer, Schweregrad der Erkrankung, Vorbehandlung) ist zu überprüfen; gegebenenfalls sind bei der Auswertung adjustierende Methoden einzusetzen. Unbekannte Einflußgrößen entziehen sich naturgemäß der Auswertung, deshalb bleibt das Problem der Strukturungleichheit bezüglich dieser Größen bestehen. Aus diesen Einschränkungen resultiert eine Beschränkung der Aussagekraft konfirmatorischer Analysen; die Auswertung wird daher meist einen explorativen und/oder deskriptiven Charakter haben.

Bei Studien mit einer Behandlungsgruppe kommen als Auswertung die sogenannten Vor-Nach-Vergleiche, das Schätzen von Risiken und der Vergleich mit den Ergebnissen früherer Studien (sogenannte historische Kontrollen) in Frage. Bei den auf Vor-Nach-Vergleichen basierenden Aussagen ist zu berücksichtigen, daß mögliche Zeiteffekte (z.B. Spontanverläufe) von Behandlungseffekten nicht zu trennen sind; dieses Defizit kann durch keine statistische Methode behoben werden. Eine Punktschätzung ist stets durch die Angabe eines Konfidenzintervalls zu ergänzen. Bei historischen Kontrollen kann oft wegen fehlender Information die Strukturgleichheit auch bezüglich bekannter Einflußgrößen nicht überprüft werden.

Wegen der geschilderten besonderen Problematik und eventuell verbleibenden Vermengungen von Therapie- und Störeffekten (wegen hoher Korrelation in der Stichprobe) ist die Interpretation einer nichtrandomisierten klinischen Prüfung in der Regel wesentlich schwieriger (wenn überhaupt möglich) als die einer randomisierten (kontrollierten) Prüfung. Diese Probleme sollten bei der Interpretation der Ergebnisse diskutiert werden.

5.2.5 Anwendungsbereiche

An Stelle von randomisierten Studien (z.B. zum Zwecke des Wirksamkeitsvergleichs verschiedener Arzneimittel) sind nichtrandomisierte klinische Studien nur anzuwenden, wenn aus organisatorischen oder ethischen Gründen eine zufällige Zuteilung zu den einzelnen Behandlungsgruppen nicht möglich ist. Solche Gründe liegen z.B. vor, wenn Behandlung 1 nur in Zentrum 1 und Behandlung 2 nur in Zentrum 2 verfügbar ist oder die Zahl der teilnahmebereiten Ärzte oder Patienten durch die notwendige, aber mißinterpretierte Aufklärung über die Randomisierung stark verringert wird. Für eine ausführliche Behandlung dieses Themas sei auf Mau et al. (1986) verwiesen. Nur in Ausnahmefällen kann sich eine Randomisierung ohnehin erübrigen, z.B. wenn der natürliche Verlauf einer Erkrankung sehr gut bekannt und konstant ist.

Falls die hier formulierten Anforderungen an dieses Instrument erfüllt werden, kann eine nichtrandomisierte klinische Studie auch für den Vergleich von Häufigkeiten von unerwünschten Arzneimittelwirkungen unter definierten Anwendungsbedingungen geeignet sein. Auch in diesem Fall ist jedoch der Verzicht auf die Randomisierung zu begründen.

Bei einarmigen Studien durchgeführte Vor-Nach-Vergleiche sind nur für die Generierung von Hypothesen, nicht aber für die Absicherung der Wirksamkeit geeignet.

Nach den hier vorgestellten Grundsätzen geplante und durchgeführte nichtrandomisierte Studien mit nur einer Behandlungsgruppe eignen sich für die Schätzung von Risiken von Arzneimitteln unter standardisierten Anwendungsbedingungen. Die Interpretation des numerischen Werts dieser Schätzungen ist jedoch wegen der fehlenden Vergleichsmöglichkeiten bzw. der eingeschränkten Brauchbarkeit externer Vergleichszahlen problematisch.

5.2.6 Qualität

Die Qualität der Aussagen nichtrandomisierter vergleichender klinischer Studien ist im wesentlichen vom erreichten Grad der Struktur- und Beobachtungsgleichheit und der Repräsentativität abhängig. Die Qualität kann zum Teil (Adjustierung für Differenzen in bekannten Störgrößen) durch verfeinerte Auswertungsmethoden verbessert werden. Die Strukturgleichheit hinsichtlich unbekannter Einflußgrößen ist jedoch weder methodisch zu sichern noch nachträglich überprüfbar. Daher kann von einer mit kontrollierten Studien vergleichbaren Qualität nur ausgegangen werden, wenn die entscheidenden prognostischen Faktoren, die den Krankheitsverlauf determinieren, bekannt sind und erfaßt werden. Die entscheidende Einschränkung gegenüber der randomisierten Studie ist also die geringere interne Validität: Bei nichtrandomisierten Prüfungen ist immer mit der Möglichkeit einer systematischen Verzerrung durch unbekannte Störgrößen zu rechnen, was bedeutet, daß beobachtete Effekte nicht auf das Arzneimittel zurückgeführt werden können.

Die Qualität der Aussagen einarmiger Studien wird durch die oben gemachte Einschränkung auf das Generieren von Hypothesen beschränkt. Dies gilt auch für Vergleiche mit *historischen Kontrollen* wegen der meist nicht überprüfbaren Struktur- und Beobachtungsgleichheit.

Bezüglich der Verallgemeinerungsfähigkeit der Aussagen auf zukünftige Patienten gelten die bei kontrollierten klinischen Studien erwähnten Einschränkungen. Da unter Umständen eine Selektion durch Verweigerung der Randomisierung entfällt, kann in einzelnen Fällen eine bessere Repräsentativität gegeben sein.

5.2.7 Praktikabilität

In bezug auf Patientenzahl, Laufzeit und Organisation entspricht der Aufwand dem einer randomisierten Studie. Der logistische und organisatorische Gesamtaufwand ist nur bei einarmigen Studien deutlich geringer. Die Auswertung ist dagegen wegen der erforderlichen besonderen Berücksichtigung möglicher Störeffekte stets aufwendiger und in der Regel komplizierter. Die eventuellen organisatorischen Vorteile können unter keinen Umständen die erheblichen Qualitätsdefizite aufwiegen.

5.2.8 Beispiel

Pharmakokinetik von Lisinopril bei Nierenfunktionsstörungen (Shionoiri et al., 1990)

In dieser Studie wurde die Pharmakokinetik von Lisinopril bei hypertensiven Patienten mit normaler Nierenfunktion im Vergleich zu hypertensiven Patienten mit gestörter Nierenfunktion ermittelt. Der Faktor (Nierenfunktion), dessen Effekt untersucht werden sollte, ist nicht zuteilbar, so daß eine randomisierte Studie ausscheidet. Die Maximalwerte (Spitzenspiegel) und die Fläche (AUC) unter der Plasmakonzentrations-Zeit-Kurve waren in der Gruppe der Patienten mit Nierenfunktionsstörungen signifikant höher. Die Interpretation wird erschwert durch bestehende Strukturungleichheiten z.B. hinsichtlich Alter.

5.3 Kohorten-Studie

5.3.1 Kurzdarstellung der Methodik

Die Kohorten-Studie ist dadurch gekennzeichnet, daß eine Gruppe von Patienten definiert und *systematisch* hinsichtlich des Zeitverlaufs bestimmter Zielvariablen kontrolliert wird. Bei Kohorten-Studien im Rahmen der Arzneimittelforschung nach der Zulassung wird die Zugehörigkeit zur Kohorte entweder durch die Anwendung bestimmter Arzneimittel definiert oder durch das Vorliegen bestimmter Erkrankungen. Der Begriff der Kohorten-Studie ist in der Bevölkerungsstatistik entstanden und bezeichnet einen Studientyp, bei dem im Gegensatz zu klinischen Prüfungen (Abschnitte 5.1, 5.2) kein Einfluß auf die ärztliche Therapieentscheidung und Therapiedurchführung genommen wird (nichtintervenierender Studiencharakter).

Um übertragbare quantitative Aussagen hinsichtlich des Auftretens eines bestimmten Ereignisses (z.B. unerwünschte Arzneimittelwirkung) zu ermöglichen, ist eine systematische Verlaufskontrolle hinsichtlich dieses Ereignisses über einen definierten Zeitraum erforderlich. Dazu müssen einheitliche Beobachtungsbedingungen, d.h. Erhebungszeitpunkte und jeweils zu erhebende Befunde, festgelegt werden. Die notwendige Anzahl der Erhebungszeitpunkte und der notwendige Erhebungsumfang hängt von dem in Frage stehenden Ereignis ab. Bei Kohorten-Studien zur Abklärung eines Risiko-Verdachtes wird das festgelegte Untersuchungsprogramm oft diejenigen Maßnahmen umfassen, die ohnehin auch außerhalb der Studie zur sorgfältigen Überwachung der Patienten hinsichtlich des möglichen Risikos erforderlich wären.

Kohorten-Studien sollten möglichst vergleichend sein, d.h. Exponierte (Arzneimittelanwender) und Nichtexponierte oder verschiedene Expositionen umfassen. Die in der Auswertung zu vergleichenden Teilgruppen der beobachteten Gesamtkohorte müssen im voraus eindeutig festgelegt werden.

Der prospektive Ansatz, der, von der Behandlung (Exposition) als Ursache ausgehend, Veränderungen beobachtet, unterscheidet diese Studien von den retrospektiven Fall-Kontroll-Studien (Abschnitt 5.4). Die Tatsache, daß in einer Kohorten-Studie die Beobachtungsbedingungen (Untersuchungszeitpunkte und Untersuchungsumfang) festgelegt werden, grenzt sie von der Anwendungsbeobachtung (Abschnitt 5.5) ab.

Allerdings wird der Begriff der Kohorten-Studie nicht stets in dem hier definierten Sinn verwendet.

Bezüglich der Datenerhebung sind die (prospektiven) Kohorten-Studien in der Regel prolektiv. Bei Kohorten-Studien mit zurückverlegtem Anfangszeitpunkt (z.B. Kohorten-Studien mit Sekundärdaten, Abschnitt 5.7) erfolgt die Datenerhebung zumindest teilweise retrolektiv. Solche Ansätze können erforderlich werden, wenn Wirkungen mit langer Latenzzeit untersucht werden sollen.

Falls keine Totalerhebung in den beteiligten Zentren durchgeführt wird, sollte die Kohorte nach Möglichkeit als repräsentative Stichprobe einer definierten Grundgesamtheit gebildet werden. Jedoch kann die Repräsentativität nur durch die Mitführung einer knappen Basisdokumentation (Initialen, Alter, Geschlecht, Diagnose, Vorbehandlung, Behandlung, eventuell weitere wichtige prognostische Faktoren) aller nicht in die Kohorten-Studie aufgenommenen Patienten, die die Einschlußkriterien erfüllen, überprüft werden. Eine solche Basisdokumentation ist daher insbesondere bei nichtvergleichenden Kohorten-Studien eine wichtige qualitätssteigernde Maßnahme.

5.3.2 Studienplan

Vor Beginn der Studie ist ein Studienplan zu erstellen, der die folgenden Angaben enthalten soll:
- Zielsetzung
- Definition der Grundgesamtheit (Ein- und Ausschlußkriterien)
- Definition der zu vergleichenden Teilgruppen der Kohorte
- Zeitlicher Bezugsrahmen
- Zielgrößen (die zu beobachtenden Ereignisse bzw. Veränderungen)
- Konfirmatorisch zu prüfende statistische Hypothesen
- Beobachtungsdauer (Endpunkt) und Untersuchungszeitpunkte
- Festlegung der Untersuchungsverfahren und Angabe der Vorgehensweisen zur Gewährung der Beobachtungsgleichheit
- Beschreibung des Verfahrens zur Auswahl der beteiligten Ärzte
- Beschreibung des Verfahrens zur Auswahl der Patienten
- Statistisch begründete Angaben über die angestrebte Zahl der Patienten unter Berücksichtigung der geschätzten Ausfallrate
- Angabe der beteiligten Zentren
- Auflistung aller zu erhebenden Variablen nach Untersuchungszeitpunkten (siehe diesbezügliche Bemerkungen in Abschnitt 5.3.1)
- Anleitung zur Dokumentation der Befunde durch die Ärzte
- Vorgesehener Zeitplan einschließlich Gesamtdauer

- Biometrische Auswertungsmethodik mit Festlegung der Irrtumswahrscheinlichkeiten für die konfirmatorisch zu prüfenden Hypothesen
- Zeitpunkte für vorgesehene Zwischenauswertungen
- Maßnahmen zur Vermeidung systematischer Fehler durch Strukturungleichheit der Vergleichsgruppen (Auswertungsmethodik)
- Angaben über die die Kohorten-Studie finanzierende Institution
- Name und Qualifikation des verantwortlichen Leiters der Kohorten-Studie
  und des verantwortlichen Biometrikers
- gegebenenfalls (siehe unten) Benennung eines Studienbegleitkomitees

Der Erhebungsbogen ist Bestandteil des Studienplans. Der Studienplan muß
grundsätzlich eingehalten werden. Ergeben sich zwingende Gründe für eine
Änderung des Studienplans und ist der Abbruch der Studie deshalb nicht notwendig, so ist die Änderung unter Angabe der Gründe mit Datum zu protokollieren. Den beteiligten Ärzten und Institutionen sind die für die praktische
Durchführung wichtigen Änderungen mitzuteilen. Der Studienplan und jede
Änderung muß vom Leiter der Kohorten-Studie und sollte auch vom verantwortlichen Biometriker unterzeichnet werden. Der Studienleiter kann sich zur
Erfüllung seiner Überwachungsaufgaben eines Studienbegleitkomitees bedienen, das ihn z.B. bei der Überprüfung der Einhaltung des Studienplans, bei Entscheidungen über vorzeitigen Studienabbruch bei unvorhergesehenen Ereignissen usw. unterstützt.

5.3.3 Formale Anforderungen

Da Handelsware verwendet und kein Einfluß auf die Behandlung genommen
wird, kommen §§ 40, 41 AMG und *Grundsätze klin. Prüf.* nicht zur Anwendung.
(Die Behandlung wird nicht *zu dem Zweck* der Erkenntnisgewinnung durchge-
führt. Vgl. Definition der klinischen Prüfung in *Grundsätze klin. Prüf.*, Ziff. 1.2.)
Die Verwendung von Handelsware beschränkt den Vertriebsweg auf den Apo-
thekenweg. Gemäß der *Berufsordnung* ist bei Vorhaben der epidemiologischen
Forschung mit personenbezogenen Daten, also auch bei Kohorten-Studien, das
Votum einer Ethik-Kommission erforderlich.

Die rechtlichen Anforderungen des Datenschutzes entsprechen denen bei der
kontrollierten klinischen Prüfung (Abschnitt 5.1.3). Eine besondere Situation
tritt bei Langzeitstudien auf. Um Patienten über längere Zeit verfolgen zu können, muß der Personenbezug aufrecht erhalten werden. Dazu ist eine Einver-
ständniserklärung des Patienten erforderlich.

Es gibt derzeit keine offiziellen Leitlinien zur Durchführung von Kohorten-Studien, vergleichbar etwa den *Grundsätze klin. Prüf.* Daher werden im folgenden

einige dem derzeitigen Stand der Wissenschaft entsprechende Anforderungen aufgeführt:

- Eine Kohorten-Studie muß eine medizinisch-wissenschaftliche Zielsetzung haben.
- Bei der Planung einer Kohorten-Studie müssen der Kenntnisstand über die zu beobachtende Krankheit (Ätiologie, Pathogenese, Spontanverlauf, Prognose und Therapiemöglichkeiten), die medizinische und biometrische Methodik sowie die bisherigen Erkenntnisse über das (die) zu untersuchende(n) Arzneimittel, insbesondere Gegenanzeigen, berücksichtigt werden. Es ist sicherzustellen, daß eine dem Studienziel entsprechende ärztliche Beurteilung und biometrische Auswertung der erhobenen Daten möglich ist.
- Kohorten-Studien sollen einen verantwortlichen Studienleiter und einen verantwortlichen Biometriker haben.
- Vor Beginn der Kohorten-Studie müssen Studienplan und Erhebungsbogen erstellt und die beteiligten Ärzte ausreichend eingewiesen werden.
- Eine Aufklärung und Einwilligung der Patienten über den bei der gewählten Behandlung erforderlichen Umfang hinaus ist nicht notwendig, da der Patient die für ihn günstigste, frei verfügbare Behandlung (nach Meinung seines Arztes) erhält und ausschließlich anonymisierte Daten zur Auswertung weitergegeben werden.

Dem Studienleiter sind unverzüglich alle bisher unbekannten oder schwerwiegenden Nebenwirkungen mitzuteilen. Der Studienleiter muß sicherstellen, daß Nebenwirkungen weitergemeldet, Doppelmeldungen jedoch vermieden werden.

Es ist ein Abschlußbericht zu erstellen, der einen biometrischen Auswertungsbericht und eine darauf aufbauende medizinische Stellungnahme enthält.

5.3.4 Auswertung

Ausgangspunkt der Kohorten-Studie sind meist Hypothesen über den Zusammenhang zwischen einer Behandlung und beobachtbaren Veränderungen/ Ereignissen. Nur diese vorab formulierten Hypothesen können konfirmatorisch analysiert werden. Da die Kohorten-Studie die Zusammenhangsanalyse zwischen einigen wenigen festgelegten Behandlungen und einer Vielzahl abhängiger Variablen zuläßt, ist bei der Auswertung und deren Darstellung deutlich zwischen der konfirmatorischen Testung von im Studienplan formulierten Hypothesen und der explorativen Auswertung zur Generierung von Hypothesen zu trennen.

Als Voraussetzung muß jedoch zuerst analysiert und dargestellt werden, inwieweit sich die Gruppen hinsichtlich bekannter Störgrößen gleichen (Strukturgleichheit) und wie weit Beobachtungsgleichheit der Gruppen besteht (Einhaltung der festgelegten Beobachtungsbedingungen). Es sind geeignete statistische Verfahren (z.B. logistische Modelle) zur weitestmöglichen Adjustierung bei Strukturungleichheiten anzuwenden. Die geschilderte besondere Problematik und eventuell verbleibende Vermengungen von Therapie- und Störeffekten (wegen hoher Korrelation in der Stichprobe) sollte bei der Interpretation der Ergebnisse einer Kohorten-Studie diskutiert werden.

Der Einfluß der Exposition sollte durch einfache statistische Maßzahlen wie das relative Risiko oder das attributable Risiko (Risikodifferenz) dargestellt werden (Quotient bzw. Differenz der Inzidenzen des betreffenden Ereignisses). Zu den Punktschätzern sind jeweils Konfidenzintervalle anzugeben.

Bei nichtvergleichenden Kohorten-Studien sollte nach Möglichkeit die Repräsentativität der erfaßten Kohorte hinsichtlich der angezielten Grundgesamtheit durch eine Basisdokumentation der nicht eingeschlossenen einschlägigen Patienten (siehe Abschnitt 5.3.1) dargelegt werden.

5.3.5 Anwendungsbereiche

Kohorten-Studien werden eingesetzt zur Untersuchung eines Risiko-Verdachts. Sie erlauben die Schätzung von Inzidenzen nicht zu seltener, vorher bekannter unerwünschter Arzneimittelwirkungen und – bei vergleichendem Ansatz – die Schätzung des relativen Risikos oder der Risikodifferenz zwischen Anwendern und Nichtanwendern bzw. Anwendern verschiedener Arzneimittel oder Wirkstoffe. Kohorten-Studien werden oft eingesetzt, um Hypothesen zu prüfen, die mit Fall-Kontroll-Studien generiert wurden.

5.3.6 Qualität

Die Kohorten-Studie ermöglicht die Standardisierung der Eingangs- und Verlaufsdiagnostik sowie die kontinuierliche Dokumentation der Behandlungen. Somit kann in der Kohorten-Studie die Gleichheit der Beobachtung über die Vergleichsgruppen und über den Verlauf der Zeit kontrolliert werden. Da eine statistisch zufällige Zuteilung zu den Vergleichsgruppen innerhalb der Gesamtkohorte fehlt, gelten hinsichtlich der Strukturgleichheit die im Zusammenhang mit nichtrandomisierten Vergleichen in klinischen Studien formulierten Qualitätseinschränkungen (Abschnitt 5.2.6). Erfahrungsgemäß besteht eine von den Eigenschaften des Patienten und der Krankheit ableitbare Indikation für eine der zu prüfenden Behandlungen, die zu einer unterschiedlichen Selektion der

Personen in die verschiedenen Vergleichsgruppen der Kohorten-Studie führen kann. Bei der Analyse kann es schwerfallen, die vermengten Effekte von Indikation und Exposition zu trennen. Insbesondere bei Kohorten-Studien mit längerer Beobachtungszeit gelingt es oft nicht, alle Teilnehmer über den gesamten vorgesehenen Zeitraum zu beobachten. Vorzeitig ausscheidende Studienteilnehmer, über die die Information hinsichtlich der Zielgröße nicht vorliegt, können die Aussagekraft der Kohorten-Studie erheblich mindern, da sich meist nicht belegen läßt, daß sie keine in den Vergleichsgruppen unterschiedliche Selektion der Studienteilnehmer darstellen.

Insbesondere bei nichtvergleichenden Kohorten-Studien ist ein wesentliches Qualitätsmerkmal der Grad an Repräsentativität der Kohorte für die avisierte Grundgesamtheit und ihre Darlegung durch eine Basisdokumentation (Abschnitt 5.3.1).

Die Aussagekraft einer adäquat geplanten Kohorten-Studie ist wegen der zusätzlichen qualitätssichernden Möglichkeiten, die der prospektive Ansatz bietet, höher einzuschätzen als die der weniger aufwendigen entsprechenden Fall-Kontroll-Studie (Abschnitt 5.4), und wegen der gezielten Einflußnahme auf Art und Umfang der Verlaufsbeobachtung auch höher als die einer Anwendungsbeobachtung (Abschnitt 5.5).

5.3.7 Praktikabilität

Kohorten-Studien sind vor allem zur Untersuchung häufiger Ereignisse praktikabel. Für seltene Ereignisse werden meist die erforderlichen Fallzahlen zu groß. Bei Kohorten-Studien kann es lange dauern, bis eine ausreichende Zahl von Zielereignissen aufgetreten ist. Dies kann zusammen mit der notwendigen Organisation für die Kontrolluntersuchungen zu relativ hohen Kosten führen. Die oft lange Dauer der Kohorten-Studie birgt neben dem Problem der Gewährleistung der Beobachtungsgleichheit die Gefahr, daß die Fragestellung oder die eingesetzten Verfahren bei Abschluß der Studie nicht mehr aktuell sind.

5.3.8 Beispiel

Boston Collaborative Drug Surveillance Program (Lawson, 1986)

In dieser international über 40 Kliniken umfassenden multizentrischen Studie wurden alle aufgenommenen Patienten über ihre Arzneimittelanwendungen in den letzten vier Wochen befragt sowie die Aufnahmediagnosen dokumentiert. Während des Krankenhausaufenthaltes wurden prolektiv alle Therapien sowie alle neuen Diagnosen erfaßt. Der Datenkörper umfaßt Verlaufsdokumentationen von rund 50 000 Patienten und wurde im Sinne von Kohorten- und Fall-Kontroll-Studien auf bislang unerkannte, unerwünschte und erwünschte Arzneimittelwirkungen hin untersucht.

5.4 Fall-Kontroll-Studie

5.4.1 Kurzdarstellung der Methodik

Fall-Kontroll-Studien dienen zumeist der Beurteilung und Quantifizierung seltener unerwünschter Arzneimittelwirkungen. Patienten mit einem bestimmten Symptom, Syndrom oder Krankheitsbild – hier "Fälle" genannt – werden anamnestisch nach ihrer Exposition (Behandlung) mit einem oder mehreren pharmazeutischen Wirkstoff(en) befragt (bzw. auf andere Weise untersucht), die im Verdacht stehen, als Ursache oder als Auslöser in Frage zu kommen. Oft wird versucht, diese Exposition nach Dosis und Applikationsdauer zu quantifizieren. Dasselbe geschieht mit einer Vergleichsgruppe, "Kontrollen" genannt, die das Symptom, Syndrom oder Krankheitsbild sicher nicht aufweist. Die Exposition bei Fällen und Kontrollen wird miteinander verglichen, um daraus umgekehrt auf Effekte der Exposition zu schließen (siehe Abschnitt 5.4.4).

Man kann von *krankenhausbezogenen* Fall-Kontroll-Studien sprechen, wenn Fälle und Kontrollen aus einem oder mehreren Krankenhäusern stammen. Von einer *bevölkerungsbezogenen* (population based) Fall-Kontroll-Studie sollte nur gesprochen werden, wenn alle Fälle einer bestimmten Region oder eines Landes (oder ausnahmsweise eine repräsentative Stichprobe dieser Fälle) erfaßt und die Kontrollen aus der gleichen Region rekrutiert werden. Bei der Interpretation der Ergebnisse ist die Herkunft der Fälle und Kontrollen zu berücksichtigen.

Die Möglichkeit von Verblindungen zur Verbesserung der Beobachtungsgleichheit soll erwähnt werden. (Z.B.: die Person, die die Anamnesen erhebt, kennt nicht die zu untersuchende(n) Hypothese(n) und/oder die Zuordnung des Patienten zur Fall- oder Kontrollgruppe.)

Ein Verfahren, die Strukturgleichheit hinsichtlich bestimmter bekannter Einflußgrößen zu verbessern, ist z.B. die Bildung "statistischer Zwillinge" (matched pairs). Zu jedem "Fallpatienten" sucht man einen (oder mehrere) "Kontrollpatienten", der (die) dem Fall in den entsprechenden Einflußgrößen ähnelt oder gleicht (ähneln oder gleichen), z.B. Alter, Geschlecht, Körpergewicht, Rasse und Wohngebiet. So verringert man die Gefahr, daß diese Einflußgrößen und ihre Wechselwirkungen einen Behandlungseffekt vortäuschen oder verdecken.

Fall-Kontroll-Studien sind stets retrospektiv. Bezüglich der Datensituation sind sie meist retrolektiv, können aber in Ausnahmen auch prolektiv durchgeführt werden.

5.4.2 Studienplan

Das geplante Vorgehen ist in einem Studienplan niederzulegen, der insbesondere folgende Punkte enthalten soll:
- Zielsetzung
- genaue Beschreibung des zu untersuchenden Symptoms, Syndroms oder Krankheitsbilds (die unerwünschte Arzneimittelwirkung), einschließlich der Art und Weise der Diagnostik (gleiche Diagnostik für Fälle und Kontrollen!)
- Art und Weise der Auswahl von Fällen und Kontrollen
- Definition der Exposition (nach Art und Dauer) und die Art der Erhebung möglicher Exposition in der Anamnese (z.B. Befragungstechnik)
- Auflistung aller zu erhebenden möglichen Einflußvariablen (insbesondere die Anwendung anderer Arzneimittel)
- Anleitung zur Dokumentation durch die Ärzte
- Auswahl der Fälle und Kontrollen bezüglich ihrer Herkunft, gegebenenfalls Angabe der beteiligten Zentren
- statistisch begründete Angaben über die geplante Anzahl von Fällen und Kontrollen
- vorgesehener Zeitplan einschließlich Gesamtdauer
- Vorgehensweise bei der statistischen Auswertung, gegebenenfalls die zu testenden Hypothesen
- Maßnahmen zur Vermeidung systematischer Fehler durch Strukturungleichheit von Fall- und Kontrollgruppe (Matching, adjustierende statistische Modelle)
- Verantwortlichkeiten, insbesondere Name und Qualifikation des Studienleiters und des verantwortlichen Biometrikers
- gegebenenfalls (siehe unten) Benennung eines Studienbegleitkomitees.

Der Erhebungsbogen ist Bestandteil des Studienplans. Der Studienplan muß grundsätzlich eingehalten werden. Ergeben sich zwingende Gründe für eine Änderung des Studienplans und ist der Abbruch der Studie deshalb nicht notwendig, so ist die Änderung unter Angabe der Gründe mit Datum zu protokollieren. Den beteiligten Ärzten und Institutionen sind die für die praktische Durchführung wichtigen Änderungen mitzuteilen. Der Studienplan und jede Änderung muß vom Leiter der Fall-Kontroll-Studie und sollte auch vom verantwortlichen Biometriker unterzeichnet werden. Der Studienleiter kann sich zur Erfüllung seiner Überwachungsaufgaben eines Studienbegleitkomitees bedienen, das ihn z.B. bei der Überprüfung der Einhaltung des Studienplans, bei Entscheidungen über vorzeitigen Studienabbruch bei unvorhergesehenen Ereignissen usw. unterstützt.

5.4.3 Formale Anforderungen

Wenn es sich um retrolektive Erhebungen handelt, entfallen arzneimittelrechtliche Bestimmungen und behördliche Anzeigen. Die Daten müssen für die Auswertung anonymisiert werden. Gemäß der *Berufsordnung* ist bei Studien der epidemiologischen Forschung mit personenbezogenen Daten, also auch bei Fall-Kontroll-Studien, das Votum einer Ethik-Kommission erforderlich.

5.4.4 Auswertung

Das wesentliche statistische Maß der Fall-Kontroll-Studie ist das Chancenverhältnis ("odds ratio"), das sich aus dem Verhältnis der Chance, daß ein Fall exponiert ist, zu der Chance, daß eine Kontrolle exponiert ist, berechnet. Die Idee der Fall-Kontroll-Studie beruht auf der Tatsache, daß dieses Chancenverhältnis identisch ist mit dem Verhältnis der Chance, daß ein Exponierter das Symptom entwickelt zu der Chance, daß ein Nichtexponierter das Symptom entwikkelt. Bei seltenen Erkrankungen approximiert die odds ratio das relative Risiko.

Wie bei Kohorten-Studien ist dem Problem möglicher Strukturungleichheiten von Fall- und Kontrollgruppe hinsichtlich der bekannten Störgrößen besondere Beachtung zu schenken. Die statistische Auswertung von Fall-Kontroll-Studien sollte mit einer tabellarischen Gegenüberstellung aller erfaßbaren Einfluß- und Strukturmerkmale von Fall- und Kontrollgruppe nach Häufigkeiten bzw. Mittelwerten mit Standardabweichungen, kleinstem, medianem und größtem Beobachtungswert beginnen. Entdeckte Strukturunterschiede müssen dann durch Schätzung adjustierter odds ratios mittels logistischer Regressionsansätze so weit wie möglich ausgeglichen werden.

Da man in der Regel viele a posteriori entdeckte Strukturunterschiede auszugleichen hat, erhält die statistische Auswertung den Charakter einer Datenexploration; die Ergebnisse müssen dann an unabhängigen Daten anderer Studien überprüft werden. Aus diesem Grunde ist es eine prinzipielle methodische Forderung, daß die Zahl der verwendeten Modelle angegeben wird und deren Einflußgrößen zumindest verbal beschrieben werden. Der Einfluß möglicher Störgrößen muß diskutiert werden.

5.4.5 Anwendungsbereiche

Fall-Kontroll-Studien sollten im allgemeinen prolektive Studienansätze, wenn solche praktikabel sind, nicht ersetzen (können aber für solche als Planungsgrundlage dienen!). Wichtigster Anwendungsfall ist die Untersuchung von Zusammenhängen zwischen Exposition und seltenen und/oder nach langer Latenzzeit auftretenden unerwünschten Ereignissen; mit der notwendigen methodischen Sorgfalt eingesetzt, sind Fall-Kontroll-Studien hier ein wichtiges und in vielen Fällen das einzig praktikable Erkenntnisinstrument. Dazu wird die odds ratio gegenüber anderen Arzneimitteln oder Arzneimittelgruppen oder der Nichtexposition geschätzt (siehe Abschnitt 5.4.4). Dagegen sind Fall-Kontroll-Studien grundsätzlich zur Schätzung von Inzidenzen nicht geeignet.

5.4.6 Qualität

Die wissenschaftliche Qualität einer Fall-Kontroll-Studie hängt in erster Linie von der erreichten Struktur- und Beobachtungsgleichheit der Gruppen der Fälle und Kontrollen ab. Diesbezüglich gelten die Ausführungen zur Kohorten-Studie (Abschnitt 5.3.6). Im Vergleich zur Kohorten-Studie bestehen zusätzliche Qualitätseinschränkungen, die die in Abschnitt 5.4.5 gemachte Anwendungseinschränkung begründen. Insbesondere bedingt der zumeist retrolektive Studienansatz Schwierigkeiten und Unsicherheiten bei der Erfassung der Exposition und relevanter Störgrößen.

Fall-Kontroll-Studien, bei denen z.B. die "Fälle" aus der internistischen, die "Kontrollen" aus den chirurgischen Abteilungen des Krankenhauses rekrutiert werden, sind der Gefahr struktureller Ungleichheiten in besonders hohem Maße ausgesetzt. Werden die "Kontrollen" gar aus Publikationen ohne nähere Angaben ("historische Kontrollen") oder aus Registern pathologischer Institute bzw. statistischer Landes- oder Bundesämter gezogen, ohne daß statistische Zwillinge gebildet werden, sind solche Studien zumeist methodisch von minderer Qualität.

Außer strukturellen Inhomogenitäten sind folgende Arten von psychologisch bedingten Verzerrungen zwischen Fall- und Kontrollgruppe denkbar: Verzerrung durch emotionale Streßsituationen der Interviewten, Interviewer-Verzerrung durch Kenntnis des Verdachts, Verzerrung durch Erinnerungsverlust, Verzerrung durch publizierte Warnungen nach Auftreten erster Verdachtsmomente durch Medien oder Ärzteorganisationen u.a.

Fall-Kontroll-Studien sind in ihrer Validität mit kontrollierten klinischen Studien nicht vergleichbar; bei prolektiven Kohortenstudien stellt sich zwar ebenfalls das Problem möglicher Strukturungleichheiten, der prolektive Ansatz bietet aber zusätzliche Möglichkeiten der Qualitätssicherung (Kontrolle von Beobachtungsabbrüchen und -ungleichheiten). Jedoch sind die Indikationen für diese Methodenklassen auch durchaus verschieden. Für die Untersuchung seltener oder mit langer Latenzzeit auftretender Ereignisse (Abschnitt 5.4.5) ist man auf das – ohne Frage gegenüber systematischen Fehlern besonders anfällige (Sackett, 1979) – Instrument der Fall-Kontroll-Studie angewiesen. – Aufgezeigte Assoziationen oder Korrelationen mit der Behandlung dürfen erst dann kausal gedeutet werden, wenn den vielfältigen Möglichkeiten einer Verzerrung nachgegangen wurde und die Ergebnisse (nach Möglichkeit) in mehreren unabhängigen Studien bestätigt wurden.

5.4.7 Praktikabilität

Der Organisationsaufwand von wissenschaftlich anspruchsvollen Fall-Kontroll-Studien wird meist sehr unterschätzt. Dieser betrifft die Entwicklung eines angemessenen Studienplans sowie die notwendige Interviewer- bzw. Untersucher-Schulung. Der Aufwand an Zeit und Arbeit für die Bildung statistischer Zwillinge ist ebenfalls sehr groß, da es immer wieder vorkommen wird, daß man für bestimmte "Fälle" nur schwer statistische Zwillinge unter den "Kontrollen" findet; dies gilt insbesondere bei einer großen Zahl von einbezogenen Einflußgrößen. Werden zu viele Matching-Kriterien verwendet, so führt dies zu einer erheblichen Vergrößerung des Rekrutierungsaufwandes für die Kontrollen.

5.4.8 Beispiele

a)   *Reye-Syndrom* (Hurwitz et al., 1987; Pinsky et al., 1988)

In dieser bevölkerungsbezogenen Fall-Kontroll-Studie wurde, angestoßen durch Einzelfallbeobachtungen, der Zusammenhang zwischen der Medikation von Azetylsalizylsäure und dem Auftreten des Reye-Syndroms bei Kindern untersucht. Die Rekrutierung geschah an pädiatrischen Zentren der USA; das "matching" erfolgte nach den Merkmalen Alter, Rasse und Krankheitsanamnese. Vor und während der Interviews wurden Warnungen von Ärzteschaft und Medien hinsichtlich des Verdachts auf einen Zusammenhang von Medikation und Auftreten des Reye-Syndroms verbreitet.

b)   *Reserpin-Studie* (Kewitz et al., 1977)

In dieser krankenhausbezogenen Fall-Kontroll-Studie wurden "Fällen" von Brustkrebs zwei "Kontrollen" gegenübergestellt. Die erste Kontrollgruppe bestand aus Patientinnen mit gutartigen Neubildungen der Brust, die zweite Kontrollgruppe aus Patientinnen, die aus anderen gynäkologischen oder chirurgischen Indikationen kurz vor einer Operation standen. Ein "matching" fand nicht statt. Die Befragung bezog sich auf eine Exposition mit Rauwolfia-Alkaloiden oder anderen Hochdruckmitteln.

5.5 Anwendungsbeobachtung

Anwendungsbeobachtungen sind nach § 67 Absatz 6 AMG "Untersuchungen, die dazu bestimmt sind, Erkenntnisse bei der Anwendung zugelassener Arzneimittel zu sammeln". Im vorliegenden Abschnitt sollen Anforderungen an Planung, Dokumentation, Auswertung und Berichterstattung formuliert werden, deren Beachtung einen wissenschaftlich nutzbringenden Einsatz von Anwendungsbeobachtungen ermöglicht.

Welchen Stellenwert solche Untersuchungen bei sorgfältiger Durchführung bekommen, welche Aussagefähigkeit sie besitzen und wie der rechtlich vorgegebene Spielraum für solche Untersuchungen ist, muß die zukünftige Praxis zeigen. Da der Begriff der Anwendungsbeobachtung bisher als methodisches Instrument nicht einheitlich definiert ist, sind die nachfolgenden Ausführungen auch als Vorschlag zur Präzisierung zu verstehen.

5.5.1 Kurzdarstellung der Methodik

In eine Anwendungsbeobachtung werden Patienten eingeschlossen, die in den beteiligten Zentren (Arztpraxen bzw. Kliniken) ein bestimmtes Arzneimittel oder ein Arzneimittel aus einer bestimmten Klasse erhalten. Anwendungsbeobachtungen sind – von Ausnahmefällen abgesehen – nur sinnvoll, wenn im Rahmen der üblichen ärztlichen Behandlung für alle Patienten eine Verlaufsbeobachtung über eine bestimmte Dauer vorgesehen ist (im folgenden: die *vorgesehene Beobachtungsdauer*). Während der Beobachtungszeit soll bei jedem Arzt-Patienten-Kontakt eine standardisierte Befunddokumentation erstellt werden. Die Termine für die Arzt-Patienten-Kontakte werden individuell bestimmt, gegebenenfalls durch Anweisungen des Arztes und/oder die Bedürfnisse des Patienten. Nach Ablauf der vorgesehenen Beobachtungsdauer ist eine Abschlußuntersuchung des Patienten einzuplanen; diese Untersuchung braucht nicht exakt am Ende der vorgesehenen Beobachtungsdauer stattzufinden, sondern kann – in Beziehung zur vorgesehenen Beobachtungsdauer – in einem den üblichen ärztlichen Gepflogenheiten entsprechenden Zeitintervall durchgeführt werden. Die Abschlußuntersuchung soll auch dann in diesem Zeitintervall stattfinden, wenn die Behandlung vor Ende der vorgesehenen Beobachtungsdauer beendet wurde. Wird die Beobachtung eines Patienten vor Ablauf der vorgesehenen Beobachtungsdauer beendet, so sind dafür die Gründe zu dokumentieren.

Bei Anwendungsbeobachtungen wird also die diagnostische und therapeutische Vorgehensweise der beteiligten Ärzte nicht beeinflußt. Weder die Art noch die Zeitpunkte für Verlaufsuntersuchungen können vorgegeben werden; lediglich die Beobachtungsdauer und der Umfang des Dokumentationsbogens je Untersuchungszeitpunkt (Konsultation) werden vorab festgelegt. Diese Methode ist somit auch bezüglich der Beobachtungsmaßnahmen nichtintervenierend. Daraus ergibt sich, daß eine systematische Erhebung von vordefinierten Zielvariablen zu bestimmten Zeitpunkten – wie bei klinischen Prüfungen und Kohorten-Studien – im Rahmen einer Anwendungsbeobachtung in der Regel nicht möglich ist.

Eine Anwendungsbeobachtung kann wichtige, über unsystematische Einzelfallanalysen hinausgehende wissenschaftliche Aussagen liefern, wenn folgende Minimalanforderungen beachtet werden:
Der *Einschluß* eines Patienten in die Anwendungsbeobachtung wird durch eine am Tage des Einschlusses festgehaltene Erstdokumentation (Anamnesebogen) endgültig festgelegt und darf nicht nachträglich revidiert werden. Von jedem Arzt-Patienten-Kontakt bei einem eingeschlossenen Patienten innerhalb der vorgesehenen Beobachtungsdauer ist ein Dokumentationsbogen (Konsultationsbogen) zu erstellen. Es muß eine standardisierte, in allen Zentren einheitliche Befunddokumentation (Dokumentationsbögen) angewandt werden.

Im Rahmen von Anwendungsbeobachtungen dürfen aus juristischen Gründen von den Ärzten keine Maßnahmen (Verlaufsuntersuchungen, Befragungen, Einbestellungen) vorgenommen werden, die nicht auch außerhalb der Studie aufgrund der medizinischen Erfordernisse bei der Behandlung der einzelnen Patienten mit dem betreffenden Arzneimitteln durchgeführt werden.

Dem Arzt kann die Auswahl der Patienten, denen er das Arzneimittel verschreibt und die er in die Anwendungsbeobachtung einbezieht, meist nicht vorgegeben werden. Eine Maßnahme, die die Qualität einer Anwendungsbeobachtung wesentlich steigern kann, ist die Mitführung einer knappen *Basisdokumentation* in Form eines "Logbuches" (Initialen, Alter, Geschlecht, Diagnose, Vorbehandlung, beabsichtigte Behandlung, eventuell weitere wichtige prognostische Faktoren) von *allen* nicht in die Anwendungsbeobachtung aufgenommenen Patienten, bei denen während der Rekrutierungsphase der Anwendungsbeobachtung eine einschlägige Diagnose gestellt wird. Eine Basisdokumentation dient der Überprüfung der Repräsentativität der in die Anwendungsbeobachtungen aufgenommenen Patienten für das Indikationsgebiet des Arzneimittels (oder für ein definiertes Teilgebiet). Eine ausführlichere Darlegung hierzu findet sich in Abschnitt 5.5.4.

Das Arzneimittel wird in üblicher Weise vom Arzt verschrieben und in der Apotheke beschafft. Alle Behandlungskosten einschließlich der Kosten für die aus ärztlicher Sicht für den einzelnen Patienten notwendigen Diagnostik werden von den Krankenkassen getragen, jedoch keine durch die Dokumentation der Befunde für die Anwendungsbeobachtung verursachten Mehrkosten. Diese trägt der Auftraggeber der Anwendungsbeobachtung.

Anwendungsbeobachtungen sind wie die beiden klinischen Studientypen und die Kohorten-Studie prospektiv und prolektiv.

5.5.2 Beobachtungsplan

Vor Beginn der Beobachtung muß ein einheitliches Beobachtungsverfahren vorgesehen und das Auswertungsverfahren festgelegt werden. Dazu dient der Beobachtungsplan, der folgende Angaben enthalten soll:
- Zielsetzung
- Genaue Bezeichnung des Arzneimittels bzw. der Klasse von Arzneimitteln
- Hinweis auf den nichtintervenierenden Charakter der Anwendungsbeobachtung hinsichtlich Patientenauswahl, Therapiedurchführung, Diagnostik, Verlaufsuntersuchungen
- Vorgesehene Beobachtungsdauer je Patient
- Beschreibung des Auswahlverfahrens der beteiligten Ärzte
- Gegebenenfalls Definition der zu beobachtenden Untergruppe von Patienten (z.B. Kinder), falls nicht alle mit dem Arzneimittel behandelten Patienten beobachtet werden sollen
- Gegebenenfalls Festlegung der Patienten (Einschlußkriterien), die in die Basisdokumentation (siehe Abschnitt 5.5.1) einzuschließen sind
- Gegebenenfalls die in der Basisdokumentation zu dokumentierenden Variablen
- Angestrebte Zahl der Patienten sowie die Anzahl der Zentren (bzw. Ärzte) und Anzahl der Patienten pro Zentrum
- Auflistung aller zu dokumentierenden Variablen (vorgesehener Dokumentationsumfang)
- Festlegung der Art und Weise der Beschreibung, Bewertung und Dokumentation unerwünschter Ereignisse auf einem gesonderten Dokumentationsbogen (UE-Bogen)
- Anleitung zur Dokumentation der Befunde durch die Ärzte und Verfahren zur Qualitätssicherung der Dokumentationsarbeit
- Vorgesehene Gesamtdauer der Anwendungsbeobachtung
- Biometrische Auswertung mit Festlegung der Auswertungsmethodik

- Quellenangaben der verwendeten Informationen, insbesondere Gebrauchs- und Fachinformation, sowie der benutzten oder zu benutzenden historischen und bibliographischen Daten
- Name und Qualifikation des verantwortlichen Leiters der Anwendungsbeobachtung und des verantwortlichen Biometrikers
- Name und Anschrift der Institution/Firma, die die Anwendungsbeobachtung veranlaßte/finanziert. Name und Anschrift der Institution/Firma, die die Anwendungsbeobachtung durchführt/überwacht/auswertet.

Die Dokumentationsbögen sind Bestandteil des Beobachtungsplans. Für jeden Patienten sollte eine separate Dokumentation erstellt werden. In der Regel sind folgende Angaben zu dokumentieren:

- In der Erstdokumentation (Anamnesebogen): Identifikation des behandelnden Arztes, Initialen, Alter und Geschlecht des Patienten, gegebenenfalls Vortherapie, besondere Befunde und Ereignisse in der Anamnese, Diagnose(n) als Indikation(en) für die Behandlung mit dem Arzneimittel, Baseline-Erfassung von Symptomen zur Beurteilung von Nebenwirkungen und Wechselwirkungen laut Gebrauchsanweisung (je nach Fragestellung), wichtige prognostische Faktoren, Erstbehandlung/Weiterbehandlung/Umstellung (hinsichtlich des zu beobachtenden Arzneimittels), bei Umstellung mit Begründung, Begleitdiagnosen, Begleittherapien;
- Bei allen Konsultationen während der vorgesehenen Beobachtungsdauer (Konsultationsbogen): Grund für die heutige Konsultation, Begleitdiagnosen, Begleittherapie (soweit geändert), gegebenenfalls Grund für einen Behandlungsabbruch, alle in der Zwischenzeit seit der vorhergehenden Konsultation und am Tage der Konsultation vom Patienten und/oder Arzt beobachteten unerwünschten Ereignisse (mögliche Nebenwirkungen oder Wechselwirkungen; unerwünschte Ereignisse sollen auf einem gesonderten Dokumentationsbogen beschrieben und bewertet werden (UE-Bogen)), gegebenenfalls nächster individuell vereinbarter Konsultationstermin;
- Am Ende der vorgesehenen Beobachtungsdauer (Abschlußbogen): Angaben wie auf den Konsultationsbögen, gegebenenfalls zeitübergreifende ärztliche (globale) Beurteilung des Behandlungsergebnisses. Im Falle der Beendigung der Beobachtung eines Patienten vor Ablauf der vorgesehenen Beobachtungsdauer sollten die Gründe dafür in Erfahrung gebracht werden und sind auf dem Abschlußbogen zu dokumentieren.

Der Beobachtungsplan muß grundsätzlich eingehalten werden. Ergeben sich zwingende Gründe für eine Änderung des Beobachtungsplans, so ist die Änderung unter Angabe der Gründe mit Datum zu protokollieren. Den beteiligten Ärzten und Institutionen sind die für die praktische Durchführung wichtigen

Änderungen mitzuteilen. Der Beobachtungsplan und jede Änderung muß vom Leiter der Anwendungsbeobachtung und sollte auch vom verantwortlichen Biometriker unterzeichnet werden.

5.5.3 Formale Anforderungen

Nach § 67 AMG Absatz 6 sind Anwendungsbeobachtungen den kassenärztlichen Bundesvereinigungen sowie der zuständigen Bundesoberbehörde anzuzeigen. Es gibt derzeit keine weiteren rechtlichen Vorschriften für Anwendungsbeobachtungen, da im Rahmen der Anwendungsbeobachtung Handelsware verwendet wird und keine diagnostischen und therapeutischen Maßnahmen angewendet werden, die in Anbetracht des Gesundheitszustandes des Patienten nicht ohnehin für indiziert gelten. Die Verwendung von Handelsware beschränkt den Vertriebsweg auf den Apothekenweg.

Es gibt derzeit keine Empfehlung zur Durchführung von Anwendungsbeobachtungen entsprechend den *Grundsätze klin. Prüf.* bei klinischen Prüfungen. Daher werden im folgenden zusätzlich zu den in den Abschnitten 5.5.1 und 5.5.2 formulierten methodischen Grundprinzipien einige dem derzeitigen Stand wissenschaftlicher Erkenntnis entsprechende Anforderungen aufgeführt. Diese Anforderungen dienen dem Ziel, die für eine korrekte wissenschaftliche Aussage notwendige Qualität der Daten und ihrer Auswertung zu gewährleisten:
- Eine Anwendungsbeobachtung muß eine medizinisch-wissenschaftliche Zielsetzung haben.
- Bei der Planung einer Anwendungsbeobachtung müssen der Kenntnisstand über die zu beobachtenden Krankheiten (Ätiologie, Pathogenese, Spontanverlauf, Prognose und Therapiemöglichkeiten), die medizinische und biometrische Methodik sowie die bisherigen Erkenntnisse über das zu untersuchende Arzneimittel und insbesondere der Inhalt des Zulassungsdossiers berücksichtigt werden. Es ist sicherzustellen, daß eine der Zielsetzung entsprechende Befunddokumentation, ärztliche Beurteilung und biometrische Auswertung der erhobenen Daten möglich ist.
- Für Anwendungsbeobachtungen ist ein Leiter zu benennen, der ausreichend qualifiziert sein muß.
- Vor Beginn der Anwendungsbeobachtung müssen Beobachtungsplan und Dokumentationsbögen erstellt und die beteiligten Ärzte ausreichend unterrichtet werden.
- Eine Aufklärung und Einwilligung der Patienten über den bei jeder ärztlichen Behandlung erforderlichen Umfang hinaus ist nicht notwendig, da der Patient die für ihn günstigste, frei verfügbare Behandlung (nach Meinung sei-

nes Arztes) erhält und ausschließlich anonymisierte Daten zur Auswertung weitergegeben werden.
- Dem Leiter der Anwendungsbeobachtung sind unverzüglich alle Umstände mitzuteilen, die eine Neubeurteilung des Nutzen-Risiko-Verhältnisses erforderlich machen könnten. Hierunter sind insbesondere alle bisher unbekannten oder schwerwiegenden Nebenwirkungen zu verstehen. Der Leiter der Anwendungsbeobachtung muß sicherstellen, daß Nebenwirkungen gemeldet, Doppelmeldungen jedoch vermieden werden.
- Von den Ärzten sind alle ausgefüllten Dokumentationsbögen (Anamnesebogen, Konsultationsbögen, UE-Bögen, Abschlußbogen) an die Institution/Firma zurückzugeben, die die Anwendungsbeobachtung durchführt. Der Anamnesebogen sollte am Tage des Einschlusses des Patienten eingesandt werden.
- Zu jeder Anwendungsbeobachtung ist ein Abschlußbericht zu erstellen, der die Auswertung sowie eine biometrische und medizinische Stellungnahme enthält.

5.5.4 Auswertung

Alle in die Anwendungsbeobachtung eingeschlossenen Patienten müssen bei der Auswertung berücksichtigt werden. Gemeldete unerwünschte Arzneimittelwirkungen sind vollständig darzustellen. Die Gründe für eine eventuelle Beendigung der Beobachtung vor Ablauf der vorgesehenen Beobachtungsdauer (keine dokumentierte Untersuchung am Ende der vorgesehenen Beobachtungsdauer) sind mit Angabe der zugehörigen Häufigkeiten bei der Auswertung darzustellen und zu bewerten. Das realisierte Untersuchungsraster (Anzahl von und Intervalle zwischen den Untersuchungen) und die jeweilige Vollständigkeit der Dokumentation (Anteil fehlender Daten) sind darzustellen.

Die biometrische Auswertung der Anwendungsbeobachtung ist vorwiegend explorativ und beschreibend. In der Auswertung sind folgende Gruppen von Patienten getrennt darzustellen: erstmalige Behandlung mit dem Arzneimittel, Fortsetzung einer bestehenden Behandlung mit dem Arzneimittel, gegebenenfalls frühere Vorbehandlung mit dem Arzneimittel, Umstellung auf das Arzneimittel von einer anderen Therapie (in diesem Fall mit Auswertung der Begründungen). Es sollte überprüft werden, ob eine nach Begleiterkrankungen und Begleitmedikationen getrennte Auswertung sinnvoll ist.

Die Abschätzung der Häufigkeit bekannter unerwünschter Arzneimittelwirkungen/Nebenwirkungen in Anwendungsbeobachtungen mit dem Ziel, eine zuverlässige Aussage über die tatsächliche Häufigkeit bei der Anwendung des Arzneimittels in der ärztlichen Praxis zu treffen, ist aus mehreren Gründen problematisch:

– Es kann oft nicht davon ausgegangen werden, daß ein für den Indikationsbereich des Arzneimittels repräsentatives Patientenkollektiv erfaßt wird.
– Es ist wegen der fehlenden Einflußnahme auf die Häufigkeit von Konsultationen sowie auf die Art, den Umfang und die Häufigkeit von Verlaufsuntersuchungen nicht sichergestellt, daß alle unerwünschten Ereignisse während der vorgesehenen Beobachtungszeit dem Arzt, der die Anwendungsbeobachtung durchführt, bekannt werden.

Aus diesen Gründen muß mit einer Unterschätzung der Häufigkeiten auch bekannter UAW in Anwendungsbeobachtungen gerechnet werden.

Soll in der Anwendungsbeobachtung laut Beobachtungsplan nicht das gesamte Anwendungsgebiet eines Arzneimittel erfaßt werden, so ist darauf bei der Angabe von ermittelten Häufigkeitszahlen (z.B. UAW-Häufigkeiten) ausdrücklich hinzuweisen und das erfaßte Teilgebiet, auf das sich diese Zahlen beziehen, explizit anzugeben.

Handelt es sich um eine vergleichende Anwendungsbeobachtung (Vergleich verschiedener Arzneimittel), so können Häufigkeiten – ohne direkte Interpretation des Zahlenwertes – qualitativ miteinander verglichen werden. In diesem Falle ist wie bei Kohorten-Studien die Struktur- und Beobachtungsgleichheit der Vergleichsgruppen zu belegen.

Sofern eine Zwischenauswertung durchgeführt wird, muß bei der Darstellung der Ergebnisse der Grund angegeben und auf die folgende Endauswertung hingewiesen werden.

5.5.5 Anwendungsbereiche

Anwendungsbeobachtungen können wichtige Hinweise und Erkenntnisse liefern, falls sie nach den vorstehend beschriebenen methodischen Standards durchgeführt und ausgewertet werden:
Zunächst können Anwendungsbeobachtungen Hinweise dazu geben, ob sich die Ärzte tatsächlich an die Festlegungen der Zulassungen für das Arzneimittel halten, so wie diese in der Fachinformation und Gebrauchsinformation aufgeführt sind. Dies betrifft nicht nur die Indikation und Dosierung, sondern auch die Beachtung von Kontraindikationen (z.B. bestimmte Begleiterkrankungen) sowie Wechselwirkungen mit anderen Arzneimitteln und Vorsichtsmaßnahmen bei bestimmten Patientengruppen. Abweichungen im Verordnungsverhalten der Ärzte gegenüber den Vorgaben der Zulassung können unter Umständen – z.B. im Fall von häufigem Mißbrauch mit der Möglichkeit der Gefährdung der Gesundheit der Patienten – zur Anzeigepflicht des pharmazeutischen Unternehmers bei der zuständigen Bundesoberbehörde führen (Amtliche Erläuterungen

zu § 29 Absatz 1, Satz 2 AMG vom 28.10.1987) sowie eine gezielte Information der Ärzteschaft allgemein und/ oder eine Änderung/Präzisierung der Gebrauchsinformation nach sich ziehen. Andererseits kann die Anwendung des Arzneimittels in einer nicht von der Zulassung gedeckten Indikation Hinweise auf eine mögliche Ausweitung der Anwendungsgebiete bieten, d.h. es können dann Hypothesen generiert werden, die in klinischen Studien überprüft werden müssen.

Von besonderer Bedeutung kann auch das Abweichen der Ärzte von den in der Gebrauchsinformation vorgegebenen Dosierungsanweisungen zu dem Arzneimittel sein. Der aus den Ergebnissen klinischer Prüfungen an selektierten Patienten mit strengen Erfolgskriterien abgeleitete therapeutische Dosisbereich des Arzneimittels erweist sich unter Praxisbedingungen nicht selten als zu hoch, besonders bei Dauertherapie und unter Berücksichtigung von individuellen Faktoren bei den vielfach multimorbiden Patienten mit zahlreichen Begleitmedikamenten. Aus solchen Informationen können sich nicht nur Konsequenzen für die Gebrauchsinformation und die Informationsverpflichtungen der Hersteller, sondern auch für die Packungsgrößen ergeben.

Mit Anwendungsbeobachtungen können auch Daten zur Akzeptanz sowie zur Praktikabilität der Darreichungsform bzw. Einnahmevorschriften und zur Handhabung von Arzneimittelverpackungen (Probleme beim Öffnen von Flaschen, Bedienung von Tropfpipetten usw.) gewonnen werden.

Es ist außerdem von großem Interesse, wie häufig und aus welchen Gründen eine Behandlung vorzeitig beendet wird. Neben nichtarzneimittelbedingten Gründen dafür können sich Probleme bei der Akzeptanz, der Wirksamkeit und/ oder der Verträglichkeit dahinter verbergen.

Besondere Bedeutung haben Art und beobachtete Häufigkeiten derjenigen unerwünschten Ereignisse (UAW/Nebenwirkungen), die zum vorzeitigen Abbruch der Behandlung geführt haben. Oft wird darin das qualitative Nebenwirkungsspektrum insgesamt widergespiegelt.

Grundsätzlich lassen sich aus Anwendungsbeobachtungen wichtige Zusatzinformationen zu der Beschreibung und Beurteilung *bekannter* oder (z.B. aufgrund der Stoffklasse) *erwarteter* unerwünschter Arzneimittelwirkungen (Nebenwirkungen) gewinnen, so zum zeitlichen Auftreten einer Nebenwirkung in Beziehung zum Beginn der Behandlung und/oder zum Tageszeitpunkt der Einnahme des Arzneimittels, zu Intensität, Ausprägung, Dauer, Schweregrad, zur zeitlichen Abfolge bei Symptommustern, zum Verhalten bei Absetzen oder Reduktion und bei erneuter Einnahme sowie zur Behandlungsbedürftigkeit und gegebenenfalls zur Art und zu den Ergebnissen einer Behandlung der Nebenwirkungen. Eine Analyse der dokumentierten Begleitumstände (Diagnose, Dosierung, andere Arzneimittel, Alter, Nierenfunktion usw.) kann Hinweise auf mögliche Risikofaktoren liefern.

Anwendungsbeobachtungen können Hinweise auf *bisher unbekannte* unerwünschte Arzneimittelwirkungen und Wechselwirkungen mit anderen Arzneimitteln geben. Dies gilt insbesondere für schwerwiegende unerwünschte Ereignisse, die aufgrund ihrer Art oder Intensität, ihres Schweregrades bzw. ihrer Folgen – Behandlungsabbruch durch den Patienten, Krankenhausaufnahme, Exitus – mit großer Wahrscheinlichkeit dem behandelnden Arzt bekannt und somit dokumentiert werden. Ein *bestehender Verdacht* kann in einer Anwendungsbeobachtung erhärtet werden.

Die geschilderten Möglichkeiten für Erkenntnisgewinne aus Anwendungsbeobachtungen weisen diesem Instrument der Arzneimittelforschung nach der Zulassung einen wichtigen Platz zwischen den klinischen Prüfungen und Einzelfallbeobachtungen zu. Bezüglich der Arzneimittelsicherheit sind Anwendungsbeobachtungen eine wertvolle Ergänzung zum Spontanerfassungssystem von unerwünschten Arzneimittelwirkungen.

Aus Anwendungsbeobachtungen abgeleitete quantitative Angaben sind vorsichtig zu interpretieren (siehe Abschnitt 5.5.4). So muß aus den in Abschnitt 5.5.4 ausführlich dargestellten Gründen z.B. mit einer Unterschätzung von UAW-Häufigkeiten gerechnet werden. Bereits vor Beginn der Anwendungsbeobachtung bekannte und explizit abgefragte UAW mit deutlicher klinischer Manifestation können unter Umständen hinreichend präzise quantifiziert werden. Um dies zu überprüfen, sind die in Abschnitt 5.5.4 dargestellten Auswertungen hinsichtlich Repräsentativität und Erfassungsgrad durchzuführen.

Anwendungsbeobachtungen eignen sich zur Generierung, nicht jedoch zur Prüfung von Hypothesen und somit auch nicht für den Nachweis der Wirksamkeit eines Arzneimittels. Für die Überprüfung der Wirksamkeit unter Praxisbedingungen nach der Zulassung bedarf es kontrollierter klinischer Studien mit pragmatischem Ansatz (keine engen Ein-/Ausschlußkriterien, keine engen Behandlungsvorschriften). Anwendungsbeobachtungen sind kein Ersatz für die in den Abschnitten 5.1 bis 5.4 besprochenen Instrumente.

5.5.6 Qualität

Die Qualität der Anwendungsbeobachtung ist in erster Linie von der Zuverlässigkeit, Klarheit und Vollständigkeit der vorgesehenen Dokumentationsarbeit durch die teilnehmenden Ärzte abhängig. Weitere Qualitätskriterien sind der Anteil der Patienten, bei denen die geplante Abschlußuntersuchung tatsächlich durchgeführt wurde, und die Anzahl und der Umfang der Verlaufsuntersuchungen. Die Repräsentativität der Ergebnisse ist außer von der Auswahl der Ärzte vor allem auch von der durch die Ärzte getroffenen Auswahl der Patienten abhängig; die erreichte Repräsentativität kann durch eine Basisdokumentation (siehe Abschnitt 5.5.1) überprüft werden. Anwendungsbeobachtungen ermöglichen große Patientenzahlen; die Aussagefähigkeit und Qualität einer Anwendungsbeobachtung steigt mit der Zahl der beobachteten Patienten und der Vollständigkeit der Dokumentation zu den Begründungen für eine Beendigung der Beobachtung vor Ablauf der vorgesehenen Beobachtungsdauer.

Es besteht die Gefahr, daß "Anwendungsbeobachtungen" für nicht medizinisch-wissenschaftliche Zwecke (Marketing, Werbung, Ersatz für die eingeschränkte Musterabgabe) ohne Beachtung der notwendigen methodischen Anforderungen durchgeführt werden. Insofern sind besondere Anstrengungen bei der Planung, bei der Qualitätssicherung der Dokumentationsarbeit durch die Ärzte und bei der Auswertung erforderlich. Zur Bewältigung der Logistik einer umfangreichen Anwendungsbeobachtung kann die Mitarbeit des Außendienstes eines Herstellers erforderlich sein. Dies setzt genaue Anweisungen und sorgfältige Schulung voraus. Die Möglichkeit von Interessenskonflikten muß bedacht werden.

5.5.7 Praktikabilität

Im allgemeinen werden bei Anwendungsbeobachtungen hohe Patientenzahlen mit einer großen Zahl teilnehmender Ärzte geplant, was einen erheblichen organisatorischen Aufwand zur Sicherstellung der Dokumentationsqualität bedeutet. Da kein Einfluß auf die Therapie oder Untersuchung genommen wird, sind Anwendungsbeobachtungen in dieser Hinsicht leicht zu organisieren. Es bedarf jedoch erheblicher Anstrengungen, die aufgezeigten Standards einzuhalten.

5.5.8 Beispiele

Gut geplante Anwendungsbeobachtungen sind derzeit selten.

a) *Anwendungsbeobachtung Ketotifen* (Maclay et al., 1984)

In diese in England durchgeführte Anwendungsbeobachtung wurden fast 20 000 Asthmatiker, die mit Ketotifen behandelt wurden, aufgenommen. Die Patienten sollten ein Jahr behandelt und beobachtet werden. Als Erkenntnisziel wurden

Wirksamkeit und Verträglichkeit in der breiten Langzeitanwendung angegeben. Nur 43 % der Patienten konnten tatsächlich über 12 Monate beobachtet werden. Die Auswertung der Studie erfolgte deskriptiv. Wesentliche neue Erkenntnisse wurden mit dieser Studie nicht gewonnen.

b)   *Sicherheitsprofil von Antirheumatika bei Langzeitanwendung (SPALA)*
     (Kurowski, 1988, 1990)

In diese multizentrische, Deutschland, Österreich und die Schweiz umfassende Anwendungsbeobachtung sollen insgesamt 30-40 000 ambulante und stationäre Patienten mit Erkrankungen des rheumatischen Formenkreises aufgenommen und bezüglich ihrer Anwendung von Antirheumatika sowie des Auftretens von unerwünschten Ereignissen hin prolektiv dokumentiert werden. Die Daten sollen vergleichend analysiert werden.

c)   *"Prescription Event Monitoring (PEM)"* (Inman, 1981)

In diesem Projekt an der Drug Surveillance Research Unit (Universität Southampton) wurde seit 1980 ein Erfassungssystem zur Ermittlung unerwünschter Arzneimittelwirkungen bei neu zugelassenen Arzneimitteln entwickelt. Es handelt sich dabei um ein spezielles Instrument, welches hier am ehesten als Anwendungsbeobachtung einzuordnen ist. Eine Besonderheit ist der benutzte Patientenzugang: An den Verrechnungsstellen für Apotheken werden alle Rezepte mit Medikamenten, die untersucht werden sollen, patienten- und arztbezogen vollständig erfaßt. Anschließend wird dem behandelnden Arzt für jeden Patienten, der ein entsprechendes Medikament verordnet bekam, ein Fragebogen zugeschickt. Der Arzt wird aufgefordert, Angaben über Geschlecht, Alter, Indikation, Dauer und Wirksamkeit der Behandlung sowie über alle unerwünschten Ereignisse während der Behandlung ohne Rücksicht auf vermutete Kausalzusammenhänge (z.B. neue Erkrankungen, Unfälle, Krankenhauseinweisungen) zu machen. Letztlich werden verschiedene Arzneimittel des gleichen Indikationsgebietes hinsichtlich des Auftretens unerwünschter Arzneimittelwirkungen miteinander verglichen. Die Responserate für den Fragebogen liegt zwischen 55 % und 75 %.

Eine Komponente dieses Projekts hat den Charakter einer Sekundärdaten-Untersuchung (Abschnitt 5.7), nämlich der Patientenzugang über die Rezeptinformationen.

5.6 Einzelfallbeobachtung und Meldesysteme (Register)

5.6.1 Kurzdarstellung der Methodik

Einzelfallbeobachtungen (Kasuistiken) sind häufig Mitteilungen über unerwartete Ergebnisse einer routinemäßigen Therapie; sie beinhalten oft experimentell nicht herbeiführbare Situationen. Insofern besitzen sie oft einen großen Neuheitsgrad. Von Natur aus sind Einzelfallbeobachtungen, anders als z.B. (methodisch sauber durchgeführte) Anwendungsbeobachtungen, sowohl retrospektiv als auch retrolektiv und von spontanen Assoziationen geprägt. Aufgrund des subjektiven Charakters und der Singularität der Ereignisse ist die Beschreibung von Einzelfällen nicht als "Methode" im engeren Sinne zu verstehen, stellt jedoch eine wesentliche Quelle für die Erweiterung des Wissens um ein Arzneimittel dar.

Über die Betrachtung des Einzelfalls hinausgehende Informationen können erst durch die Auswertung systematischer Sammlungen von Einzelfallbeobachtungen (*Meldesysteme, Register*) gewonnen werden, die daher einen besonderen Stellenwert haben. Spontanmeldesystemen kommt dabei die Funktion eines "Signalgenerators" bzw. "Frühwarnsystems" zu.

Es ist aus methodischen Gesichtspunkten von Bedeutung, bei Meldesystemen verschiedene Grade von Spontaneität zu unterscheiden:
- Rein spontanes Meldesystem ohne gezielte Beeinflussung
- Intensiviertes Meldesystem, bei dem ganz *bestimmte Arzneimittelgruppen* (vor allem neuzugelassene Arzneimittel) einer engmaschigen Überwachung unterstellt werden, indem z.B. auf jede Verpackung eine Aufforderung zur Meldung *aller unerwünschten Ereignisse* aufgedruckt wird
- Stimuliertes Meldesystem, wobei das Augenmerk auf *eine bestimmte oder mehrere unerwünschte Wirkungen bestimmter Arzneimittel* gelegt wird
- Vollständige flächendeckende Erfassung der Fälle einer bestimmten schweren UAW , bei der mit einem hohen Vollständigkeitsgrad der Erfassung (bei weitgehendem Verlust der Spontaneität) gerechnet werden kann (z.B. Deutsches Dokumentationszentrum schwerer Hautreaktionen (toxisch epidermale Nekrolysen (Lyell) etc.)).

5.6.2 Erhebungsplan

Einen Beobachtungsplan gibt es nicht – sieht man gegebenenfalls von einer Anleitung zum Ausfüllen eines Dokumentationsbogens ab. Jedoch sollten die Begleitumstände möglichst strukturiert dokumentiert werden. Durch den Dokumentationsbogen wird der Erhebungsumfang (Erhebungsplan) vorgegeben. Eine adäquate Bewertung des Geschehens setzt neben persönlichen Angaben (Initialen, Alter, ethnische Zugehörigkeit, Geschlecht) eine möglichst vollständige Dokumentation folgender Punkte voraus:

– Art und Schweregrad des aufgetretenen unerwünschten Ereignisses
– Zeitliche Zuordnung von Arzneimittelgebrauch und Auftreten des Ereignisses (Erstkontakt, wiederholter Kontakt, Dosis und Dauer der Einnahme vor Auftreten des UE und Zeitspanne zwischen Arzneimittelexposition und Auftreten des UE)
– Erfolgte Dosisreduktion, Absetzen oder Reexposition? Ergebnisse?
– Erfolgte Gegenbehandlung? Ergebnisse?
– Wurden kausalitätsstützende Untersuchungen durchgeführt?
– Ergebnisse der kausalitätsstützenden Untersuchungen (z.B. Arzneimittelplasmakonzentration, Nachweis von Antikörpern gegen Medikament oder Metabolit, Hauttestung)
– Dokumentation von Risikofaktoren (Komedikation, Grund- oder Begleiterkrankungen, Veranlagung und Lebensweise des Patienten usw.)
– Patientenanamnese hinsichtlich des beobachteten Ereignisses
– Epikritische Bewertung.

5.6.3 Formale Anforderungen

Da es sich um Berichte über Ereignisse im Rahmen einer vergangenen Routinebehandlung handelt, entfallen arzneimittelrechtliche Bestimmungen und behördliche Anzeigen. Im Falle von Nebenwirkungsmeldungen gibt es keine gesetzliche Meldepflicht des behandelnden Arztes, jedoch eine Verpflichtung im Rahmen der *Berufsordnung* § 24, Ziff. 7, alle unerwünschten Arzneimittelwirkungen an die Arzneimittelkommission der deutschen Ärzteschaft zu berichten; es sollte darauf hingearbeitet werden, daß die Ärzte ihrer erst seit 1988 bestehenden Verpflichtung möglichst vollständig und umfassend nachkommen. Bei Meldungen sind Aspekte des Datenschutzes und Aspekte der ärztlichen Schweigepflicht zu beachten.

Nach § 29 AMG Absatz 1, Sätze 2 bis 5 ist der Hersteller eines Arzneimittels verpflichtet, "der zuständigen Bundesoberbehörde unverzüglich jeden ihm bekanntgewordenen Verdachtsfall einer Nebenwirkung oder einer Wechselwirkung mit anderen Mitteln anzuzeigen, die die Gesundheit schädigen kann, sowie häufigen oder im Einzelfall in erheblichem Umfang beobachteten Mißbrauch, wenn durch ihn die Gesundheit von Mensch oder Tier unmittelbar oder mittelbar gefährdet werden kann, es sei denn, die Anzeige ist nach Satz 4 oder 5 entbehrlich. Der zuständigen Bundesoberbehörde sind alle zur Beurteilung des Verdachtsfalles oder des beobachteten Mißbrauchs vorliegenden Unterlagen sowie eine wissenschaftliche Bewertung vorzulegen. Nach Erteilung der Zulassung ist die Anzeige solcher Verdachtsfälle entbehrlich, die außerhalb des Geltungsbereiches dieses Gesetzes beobachtet wurden, sofern das Arzneimittel bereits mit den entsprechenden Angaben versehen ist. Bei Arzneimitteln, die nicht der Verschreibungspflicht nach § 49 unterliegen[1] , sind nach Erteilung der Zulassung nur die Verdachtsfälle schwerwiegender, im Krankheitsverlauf unerwarteter und in den Angaben zu dem Arzneimittel nicht enthaltener Nebenwirkungen oder in den Angaben zu dem Arzneimittel nicht enthaltener Wechselwirkungen mit anderen Mitteln anzuzeigen."

Aus den §§ 62 und 63 a AMG ergibt sich die Verpflichtung für die zuständige Bundesoberbehörde und die Hersteller, Einzelfallmeldungen in Registern zu sammeln und auszuwerten bzw. zu bewerten. Ferner ist nach § 62 AMG die zuständige Bundesoberbehörde zur Zusammenarbeit mit anderen Stellen (siehe Abschnitt 5.6.5) verpflichtet, die entsprechende Register betreiben.

5.6.4 Auswertung

Für den spontan gemeldeten Einzelfall gibt es keine Auswertungsmethode im engeren Sinne. Bei der Bewertung von Schweregrad und Kausalität sind die in Abschnitt 5.6.2 geforderten Angaben und die pharmakologischen Kenntnisse über die verdächtigten Arzneimittel zu berücksichtigen. Darüber hinaus können sogenannte "peer reviews" zur zusätzlichen Bewertung von Einzelbeobachtungen durchgeführt werden. Für die Kausalitäts-Bewertung gibt es u.a. Algorithmen, die einem unerwünschten Ereignis ein Kausalitäts-Maß zuordnen.

Einzelfälle werden gesammelt, nach Art und Schweregrad klassifiziert und unter gemeinsamen Kriterien ausgewertet. Hierbei handelt es sich um explorative Auswertungen, die mögliche Zusammenhänge (unerwünschte Wirkungen) aufzeigen. Sofern nicht ausnahmsweise der Nachweis der Kausalität in den Einzelfällen möglich ist, sind Folgebeobachtungen oder Folgestudien erforderlich, um die Hypothesen zu überprüfen.

Wichtige Hinweise zur Entdeckung unerwünschter Arzneimittelwirkungen liefern zeitliche Häufungen ähnlicher Fallmeldungen, sofern solche Meldungen

---

1 d.h. Zubereitungen aus Stoffen bekannter Wirkungen

nicht durch Aufrufe oder ähnliches stimuliert werden, sondern unabhängig voneinander durch verschiedene Ärzte gemacht wurden.

Inzidenzen sind aus Registern nicht berechenbar, weil kein Nenner (= Anzahl Exponierter) angegeben werden kann. Es können Indexzahlen (z.B. in bezug auf mit anderen Instrumenten ermittelte Umsatz- und Verordnungszahlen oder "defined daily doses" (DDD), siehe Abschnitte 5.7.8 e und f) und Nebenwirkungsprofile errechnet werden. Die Indexzahlen stehen jedoch in einem oft fraglichen Zusammenhang mit der Häufigkeit der Ereignisse, so daß sie meist nur im Zeitverlauf aussagefähig sind. Nebenwirkungsprofile charakterisieren die unterschiedlich hohe Berichtshäufigkeit für verschiedene Organsysteme im Bezug zur Gesamtzahl an berichteten unerwünschten Arzneimittelwirkungen des betreffenden Arzneistoffes. Damit wird ein Vergleich des Nebenwirkungs- profils unterschiedlicher Wirkstoffe ermöglicht.

Bei Registern, insbesondere nach Zusammenführung der Fälle verschiedener sammelnder Institutionen, ist auch wegen der Gefahr von Mehrfachnennun- gen wesentlich auf Eindeutigkeit zu achten.

5.6.5 Anwendungsbereiche

Der klassische Anwendungsbereich ist das Generieren eines Verdachts von Ne- ben- oder Wechselwirkungen aufgrund einer Häufung von Einzelfallmeldun- gen. Auch eine gehäufte Meldung sonstiger unerwarteter Therapieergebnisse kann zur Generierung von Hypothesen führen. Die Auswertung von Registern ist geeignet, einen entstandenen Verdacht weiter zu erhärten (begründeter Ver- dacht). Aufgrund der Auswertung von Einzelfallsammlungen kann eine Infor- mation der Ärzteschaft erforderlich sein, ein Stufenplanverfahren ausgelöst werden oder sogar ein Arzneimittel vom Markt genommen werden müssen, wenn wegen der Schwere des Risikos eine weitere Abklärung durch andere Er- kenntnisinstrumente nicht vertretbar ist.

Spontanmeldesysteme zu Nebenwirkungen werden z.B. vom Bundesgesund- heitsamt, von den Arzneimittelkommissionen der Kammern der Heilberufe und von Arzneimittelherstellern geführt.

5.6.6 Qualität

Trotz unvermeidbarer Mängel der einzelnen Beobachtungen (fehlende Daten, Subjektivität der Beobachtung, Selektion der Meldung) zeigt die Erfahrung, daß die Sammlung von Einzelfallmeldungen die wichtigste Quelle ist, seltene und unerwartete Ereignisse ausfindig zu machen. Die Qualität steigt mit der

Güte der Dokumentation und der Sorgfalt beim Recherchieren. Die Qualität der Fallsammlung ist weiterhin von der erreichten Vollständigkeit und der Sicherheit des Erkennens von Doppelmeldungen abhängig. Die Aussagekraft der Auswertung steigt, wenn Indexzahlen berechnet werden, die den Bezug zur Verordnungshäufigkeit herstellen.

5.6.7 Praktikabilität

Meldungen von Einzelfallbeobachtungen sollten sehr einfach gehalten sein. Strukturierte Erfassungsbögen (vgl. Bögen "Bericht über unerwünschte Arzneimittelwirkungen" des BGA und der Arzneimittelkommission der deutschen Ärzteschaft) müssen so einfach gestaltet werden, daß die Meldehäufigkeit nicht eingeschränkt wird. Die Reduktion der Information bedeutet, daß bei schwerwiegenden Ereignissen eine Zusatzinformation nachgeholt werden muß; dies muß von geschulten Kräften durchgeführt werden.

Der Abgleich verschiedener sammelnder Institutionen ist unter Nutzung eindeutiger Identifikationsmerkmale zu optimieren. Fallsammlungen erfordern oft erheblichen EDV-Aufwand (Datenbank).

5.6.8 Beispiele

a) *Rubrik "Fallberichte" in der Deutschen Medizinischen Wochenschrift*

In dieser Kolumne werden regelmäßig Kasuistiken, darunter auch unerwünschte Begleiterscheinungen von Arzneimitteltherapien, der wissenschaftlichen Öffentlichkeit zur Diskussion gestellt.

b) *Spontanmelderegister des Bundesgesundheitsamtes, der Arzneimittelkommission der deutschen Ärzteschaft und pharmazeutischer Unternehmen*

Für die Erhebung von unerwünschten Arzneimittelwirkungen und Verdachtsfällen durch die Ärzte steht ein einheitliches Formular des Bundesgesundheitsamtes und der Arzneimittelkommission der deutschen Ärzteschaft zur Verfügung. Die Register der Hersteller sind nicht einheitlich und richten sich nach behördlichen und firmenspezifischen Vorgaben. Es bestehen Absprachen über gegenseitige Information aller beteiligten Stellen.

c) *Heidelberger Intensive Drug Monitoring System* (Projektgruppe DVM 308, 1985)

Das von 1971 bis 1989 an der Medizinischen Universitätsklinik in Heidelberg durchgeführte Projekt diente der systematischen Erhebung, Dokumentation,

Erfassung und Bewertung der auf die Anwendung von Arzneimitteln zurückgeführten unerwünschten Ereignisse. Diese wurden zweimal wöchentlich durch einen ärztlichen Mitarbeiter der Abteilung Klinische Pharmakologie des Hauses auf allen Stationen bei den behandelnden Ärzten abgefragt. Hierdurch war die Überwachung aller stationär mit Pharmaka behandelten Patienten möglich (70 000 stationäre Aufenthalte in den Jahren 1980 bis 1987). Die UAW, die zur stationären Aufnahme führten, wurden gesondert erfaßt.

Das Projekt weist über die Erfassung von Meldungen hinaus methodische Merkmale einer Kohorten-Studie auf und stellt eine Übergangsform zwischen Register und Kohorten-Studie dar. Auf der Basis einer Verordnungsanalyse lassen sich UAW-Häufigkeitszahlen für Fertigarzneimittel, Arzneimittelgruppen und Wirkstoffe ermitteln. Die Gesamterfassung erlaubt auch die Darstellung der UAW-Profile der Fertigarzneimittel und ihrer Inhaltsstoffe unter den Bedingungen der maximalen Krankenversorgung und ermöglicht Vergleiche mit den Ergebnissen entsprechender Studien an anderen Kohorten oder mit denen klinischer Prüfungen. Ein weiteres Ziel ist die Analyse von Verordnungsgewohnheiten.

5.7 Untersuchungen mit Sekundärdaten

5.7.1 Kurzdarstellung der Methodik

Bei den epidemiologischen Untersuchungen mit Sekundärdaten geht es um die
Verwendung von primär zu anderen Zwecken geführten Registern, die sekun-
där als Datenbasis für Arzneimittelstudien genutzt werden. Mit diesen Sekundärdaten sind Studienansätze nach Art von Kohorten-Studien (Abschnitt 5.3),
Fall-Kontroll-Studien (Abschnitt 5.4), Querschnittsanalysen und Einzelfallbeobachtungen (Abschnitt 5.6) möglich. Der spezielle Datenzugang ist jedoch ein
entscheidendes methodisches Charakteristikum, so daß solche Registerstudien
als getrennte Methode betrachtet werden. Zur Verwendung kommen Versi-
chertenregister (z.B. Verwaltungsprozeßdaten der gesetzlichen Krankenkassen) und Krankheitsregister (z.B. Krebsregister, Herzinfarktregister).

Vom Studienansatz her können die Untersuchungen mit Sekundärdaten prospektiv oder retrospektiv sein. Bezüglich der Datensituation sollten sie immer
als retrolektiv angesehen werden, da vom Untersuchungsplan kein Einfluß auf
die Erhebung genommen wird. Bei Langzeituntersuchungen sollten Beobach-
tungs- und Repräsentativitäts-Gleichheit über die Beobachtungszeit gewahrt
werden.

Die Daten können ohne Personenbezug erhoben und ausgewertet werden und
als Aggregatdaten auf die Bevölkerung einer Region bezogen werden, z.B. Arzneimittelindex (vgl. Abschnitt 5.7.8, Beispiel e) als Arzneimittelverbrauchsziffer
für eine bestimmte Patientengruppe. Die Daten können aber auch mit Personenbezug als Individualdaten erhoben und ausgewertet werden. Dabei kann
die Beobachtungseinheit (Person) entweder der Arzt oder der Patient sein. Es ist
auch eine datentechnische Verknüpfung ("linkage") verschiedener Dokumente
zu derselben Person möglich, und zwar über verschiedene Zeiträume, über verschiedene medizinische Einrichtungen (Hausarzt, verschiedene Fachärzte, Kliniken, Vertrauensarzt usw.) oder über verschiedene Register (Krankenscheine,
Rezepte, Arbeitsunfähigkeitsbescheinigungen, Krankenhausentlassungsunter-
lagen) hinweg. Es kann dann der Therapieverlauf von Personen beobachtet
werden.

Diese Methodik ist in der Bundesrepublik Deutschland im Gegensatz zu den
skandinavischen oder angelsächsischen Ländern wenig entwickelt und besitzt
somit einen großen Nachholbedarf. Aufgrund der im internationalen Vergleich

zum Teil besseren Datenlage bei den Gesetzlichen Krankenversicherungen (GKV) ist diese Methodik sehr erfolgversprechend.

5.7.2 Untersuchungsplan

Die Anforderungen an den zugrundliegenden Untersuchungsplan ergeben sich aus den entsprechenden Ausführungen zu der jeweils gewählten Studienform (Kohorten-Studie, siehe Abschnitt 5.3.2; Fall-Kontroll-Studie, siehe Abschnitt 5.4.2), wobei aufgrund des speziellen Datenzugangs die dort aufgeführten Punkte nicht alle zutreffen bzw. nur sinngemäß anzuwenden sind. Jedenfalls soll der Untersuchungsplan folgende (zusätzlichen) Punkte enthalten:
- Erläuterung der Zielsetzung
- Definition der Grundgesamtheit
- Angemessener Stichprobenplan mit einem ausreichend großen statistisch begründeten Stichprobenumfang, wenn eine Vollerhebung nicht möglich ist
- Diskussion der Repräsentativität der Stichprobe für eine Grundgesamtheit (z.B. AOK-Versicherte) für die Bevölkerung einer Untersuchungsregion (z.B. Bevölkerung einer bestimmten Stadt), falls die Fragestellung dies erfordert
- Festlegung der zu erfassenden Daten und des Erfassungsmodus
- Prüfung der Verwendbarkeit der (ursprünglich für einen anderen Zweck erhobenen!) Daten für die Untersuchung (z.B. Validität der Diagnosen auf Krankenscheinen)
- Definition einer der Datenbasis angemessenen und konsistenten Klassifikation bzw. Verschlüsselung für Diagnosen, Medikamente und Wirkstoffe
- Es sollte ein verantwortlicher Leiter der Untersuchung und ein verantwortlicher Epidemiologe/Biometriker benannt werden.
- Gegebenenfalls (siehe unten) Benennung eines Begleitkomitees.

Der Untersuchungsplan muß grundsätzlich eingehalten werden. Ergeben sich zwingende Gründe für eine Änderung des Untersuchungsplans, so ist die Änderung unter Angabe der Gründe mit Datum zu protokollieren. Der Untersuchungsplan und jede Änderung muß vom Leiter der Untersuchung und sollte auch vom verantwortlichen Epidemiologe/Biometriker unterzeichnet werden. Der Leiter kann sich zur Erfüllung seiner Überwachungsaufgaben eines Begleitkomitees bedienen, das ihn z.B. bei der Überprüfung der Einhaltung des Studienplans und bei datenschutzrechtlichen Problemen usw. unterstützt.

5.7.3 Formale Anforderungen

Arzneimittelrechtliche Bestimmungen und (gesundheits-) behördliche Anzeigen entfallen. Sekundärdaten-Untersuchungen mit Personenbezug müssen beim Landesdatenschutzamt angemeldet werden. Der Datenschutz für Sekundärdaten-Untersuchungen ist in den entsprechenden Datenschutzgesetzen (Ländergesetzen, Sozialgesetzbuch, Bundesdatenschutzgesetz) geregelt. Geschützt sind Versicherte, Ärzte und Arbeitgeber. Die durchführende Krankenkasse bzw. die kassenärztliche Vereinigung kann Zweckmäßigkeit und Wirtschaftlichkeit der Therapie überprüfen und Dritte mit wissenschaftlichen Studien beauftragen. Jedoch dürfen nur anonymisierte Daten durch Dritte bearbeitet werden. Von den sozioökonomischen Merkmalen dürfen solche nicht weitergegeben werden, die eine Identifikation ermöglichen. Die Datenschutzbestimmungen verhindern daher eine Preisgabe z.B. des Arbeitsplatzes und der Adresse – und damit den direkten Zugang zum Patienten. Hierdurch ist die Durchführung einer Datenvalidierung außerhalb der datenerhebenden Institutionen (z.B. Krankenkassen) ausgeschlossen.

Es ist davon auszugehen, daß wegen der Anonymisierung der Daten Sekundärdaten-Untersuchungen nicht unter "Versuche der epidemiologischen Forschung mit personenbezogenen Daten" (vgl. *Berufsordnung*) fallen und somit eine Ethikkommission nicht eingeschaltet werden muß.

Sekundärdaten als Aggregatdaten ohne Personenbezug stehen für Vollerhebung großer Populationen einfacher als Individualdaten zur Verfügung, da sie nicht dem Datenschutz unterliegen.

5.7.4 Auswertung

Registerdaten können nach Art von Kohortenstudien, Querschnittsstudien oder Fall-Kontroll-Studien ausgewertet werden. Wegen der Beschränkung auf vorhandene Daten ergeben sich dabei allerdings Einschränkungen, z.B. hinsichtlich der Überprüfbarkeit der Strukturgleichheit bei Vergleichsgruppen.

Bei der Auswertung von Registerdaten ist stets zu unterscheiden, ob es sich um Voll- oder Stichprobenerhebungen handelt. Bei Vollerhebungen ist an die Problematik der Interpretation statistischer Tests zu denken, da die einem Test zugrundeliegende Verallgemeinerung von einer Stichprobe auf die Grundgesamtheit entfällt.

Zur Darstellung und zum Vergleich des Arzneimittelverbrauchs und -gebrauches in den Vergleichspopulationen ist Voraussetzung eine definierte Tagesdosis (defined daily dose, DDD). Für das Arzneimittelspektrum in der Bundesrepublik Deutschland ist derzeit die DDD nach Schwabe (Schwabe, Paffrath, 1989, S. 449 ff.) üblich; wünschenswert wäre die Verwendung der internationalen Definition der DDD unter Berücksichtigung der ATC (Anatomic-Therapeutic-Chemical)-Klassifikation (WHO, ATC Index) für Wirkstoffe. Bei Untersuchungen über den Umgang mit Arzneimitteln werden die Methoden der explorativen, beschreibenden Statistik angewendet.

5.7.5 Anwendungsbereiche

Entsprechend der Neuheit dieser Methodik gibt es derzeit in der Bundesrepublik Deutschland noch wenige Anwendungsbereiche. Die meisten Erfahrungen stammen von den Krankenkassen-(AOK-)Registern und beziehen sich auf Arzneimittelverbrauchsziffern.

Es werden Untersuchungen zur Verbreitung von Arzneimitteln in der Bevölkerung anhand von vollständigen Rezeptregistern der gesetzlichen Krankenkassen einer Region durchgeführt. Diese werden zu Verkaufsziffern einer Region ausgewertet und mit der Methode der Massenstatistik auf die Bevölkerungsziffern dieser Region bezogen. Ergebnis sind z.B. Arzneimittelverbrauchsziffern nach Alter und Geschlecht.

Ein anderer wichtiger Anwendungsbereich sind Untersuchungen über den Umgang mit Arzneimitteln oder zum Verordnungsverhalten der Ärzte, also Untersuchungen, die auf die Qualität der pharmakotherapeutischen Versorgung ausgerichtet sind. Dabei muß beantwortet werden: Wer erhält
- welche Arzneimittel
- über welchen Zeitraum
- in welcher Dosierung
- bei welcher Indikation?

Schließlich können auf der Basis von Registerdaten Schätzungen für die Häufigkeiten solcher unerwünschter Arzneimittelwirkungen, die von Ärzten als Diagnose dokumentiert werden, bei bestimmten Medikamenten gewonnen werden. Die Anwendung auf dem Gebiet der Arzneimittelsicherheit ist in einem Frühstadium, verspricht aber für die Zukunft einen neuen Zugang.

Falls eine Möglichkeit zur Personenidentifikation in dem benutzten Register besteht, können auf Registerdatenanalysen Primärdatenerhebungen aufgesetzt werden.

Vorteile können Sekundärdaten-Untersuchungen bieten, wenn Langzeitbeobachtungen notwendig sind, wenn Verordnungen des gleichen Medikamentes (bzw. Wirkstoffes) für einen Patienten durch verschiedene Ärzte getätigt werden oder wenn große Stichprobenumfänge erforderlich sind. Für Untersuchungen mit Krankenkassen-Registern sind natürlich nichterstattungsfähige Arzneimittel nicht zugänglich, ebenso auf Krankenscheinen nicht genannte Beschwerden (z.B. Inkontinenz, Obstipation) und Labordaten. Unzureichend erfaßt sind auch Diagnosen und Verordnungen im stationären Bereich. Einschränkungen der Anwendbarkeit ergeben sich in Deutschland auch durch datenschutzrechtliche Bestimmungen.

5.7.6 Qualität

Die Tatsache, daß durch die durchgeführte Untersuchung die Datenerhebung nicht beeinflußt werden kann, bringt im Vergleich mit Primärdaten-Studien Vor- und Nachteile an Qualität. Die Validität der Diagnosen ist geringer, da sie nicht unter standardisierten Bedingungen entstanden sind. Die Vollständigkeit der Diagnosen ist nicht kontrollierbar, da z.B. ein Facharzt nur die ihn (für die Abrechnung) interessierenden Diagnosen mitteilt. Allerdings können die Diagnosen verschiedener Fachärzte eines Patienten datentechnisch zu einem umfassenderen Bild zusammengefaßt werden. Verlaufsdaten (z.B. Medikamentenverbrauch) aus stationären Aufnahmen sowie Daten über Selbstmedikation (z.B. sind 75 % aller Schmerzmittel rezeptfrei) und nichterstattungsfähige Medikamente (z.B. Ovulationshemmer) fehlen prinzipiell.

Der methodische Vorteil der Sekundärdaten-Untersuchungen besteht darin, daß eine definierte Bevölkerung repräsentativ erfaßt werden kann und daß die Behandlungswahl und -durchführung nicht durch die Untersuchung beeinflußt wird. Beobachtungsungleichheiten zwischen den jeweiligen Vergleichsgruppen können unter Umständen geringer sein als bei anderen retrolektiven Studienformen, wenn diese aus dem gleichen Register gezogen werden. Fehl- und Fehlerrate der Daten (ausgenommen Diagnosen, siehe oben) können bei Krankenkassenregistern gering sein (vgl. Strom et al., 1985, für USA). Die auf Rezept verordneten Medikamente sämtlicher ambulanter medizinischer Einrichtungen werden vollständig erfaßt (keine verzerrte Erfassung der Exposition hinsichtlich dieser Medikamente). Informationen aus unterschiedlichen Datenbeständen können datentechnisch zusammengeführt werden ("medical record linkage").

Diese Untersuchungen sind relativ kostengünstig und zeitsparend, weil sie ohne Rekrutierung neuer Patienten durchgeführt werden können.

5.7.7 Praktikabilität

Der Aufwand bei Sekundärdaten-Untersuchungen verlagert sich im Vergleich zu Primärdaten-Untersuchungen von der Datenerhebung am Patienten zur Datenaufbereitung (Erfassung und Kodierung). Der Aufwand steigt mit der Komplexität und dem Umfang des Registers sowie mit der Zahl der Register, die personenbezogen miteinander verknüpft werden müssen. Aufwendig ist die Aufbereitung diagnostischer Angaben für die Auswertung. Wenn seltene Arzneimittelrisiken bei selten angewandten Medikamenten untersucht werden sollen, sind große Stichprobenumfänge erforderlich. Diese stehen zur Zeit noch nicht zur Verfügung.

5.7.8 Beispiele

a) *Projekt "Patientenbezogene Verordnungsverläufe"*

Das Projekt nutzt Sekundärdaten der AOK Dortmund. Auf der Grundlage einer 5 % Zufallsstichprobe aus allen bei der AOK Dortmund Versicherten (Vollanspruchsberechtigten) werden patientenbezogen alle Daten aus einem Zeitraum von zwei Jahren [1988, 1989] erfaßt, zusammengeführt und anonymisiert. Erfaßt werden folgende Daten:
- Diagnosen von Kranken- und Überweisungsscheinen, Arbeitsunfähigkeitsbescheinigungen, Krankenhauseinweisungen, Gutachten
- Leistungsziffern (gemäß "Bundesmantelvertrag für Ärzte", BMÄ) von Krankenscheinen
- Arzneimittelverordnungen der behandelnden niedergelassenen Ärzte
- Verordnungen physikalischer Therapien
- Krankenhausentlassungsdaten.

Die Arzneimittelverordnungen werden wirkstoff- und indikationsbezogen klassifiziert (Heidelberger Medikamentenschlüssel) und mit DDD nach Schwabe versehen. Es wurde ein eigenes Klassifikationssystem entwickelt, um das Diagnosevokabular niedergelassener Ärzte in adäquater Weise nutzen zu können. Ziel der Untersuchung ist eine Berichterstattung zur realen ambulanten Behandlungssituation der AOK-versicherten Bevölkerung Dortmunds. Es werden Querschnittsanalysen, z.B. zu Fragen der Inanspruchnahme, und Longitudinaluntersuchungen, z.B. zu Fragen von Diagnose- und Therapieverläufen, durchgeführt und unerwünschte Arzneimittelwirkungen von häufig verordneten Medikamenten untersucht.

Das Projekt kann als Mikrozensus Hypothesen generieren und die Durchführbarkeit und die Erfolgsaussicht umfangreicher Untersuchungen abschätzen.

b) *Projekt "Patientenbezogene Verordnungsverläufe"* (von Ferber, 1988)

Dieses Projekt nutzte die gleiche Datenbasis wie Beispiel a; jedoch wurden selektiert nur chronisch Kranke erfaßt. Die Verordnungsverläufe wurden in zwei Zeitscheiben 1981/82 und 1984/86 beobachtet.

c)   *Transparenzprojekt Dortmund*   (Friebel et al., 1987a, b)

Ziel des Projektes ist es, mit Hilfe der routinemäßig bei den gesetzlichen Krankenkassen anfallenden Verordnungsdaten eine Transparenz des Verordnungsverhaltens niedergelassener Ärzte zu schaffen. Zu diesem Zweck wurden in den Quartalen 4/1984 bis 1/1986 sämtliche Rezepte der gesetzlichen Krankenkassen der Stadt Dortmund (600 000 Einwohner sind zu mehr als 90 % gesetzlich krankenversichert) quartalsweise patientenbezogen und anonymisiert erfaßt. Folgende Daten eines jeden Rezepts wurden in der Untersuchung berücksichtigt:
- Identifikation des Arztes mit Alter, Geschlecht, Fachrichtung und Praxisgröße (Scheinzahl)
- Alter, Geschlecht und Versicherungsstatus des Patienten
- Name, Darreichungsform, Packungsgröße und Preis des Medikamentes
- Gesamtbetrag des Rezeptes.

Zur Analyse der Determinanten des ärztlichen Verordnungsverhaltens wurden die Verordnungszahlen von Einzelmedikamenten sowie von Indikationsgruppen nach Facharztgruppen und Alter des Arztes, sowie nach Größe der Praxis ausgewertet.

d)   *Projekt "AOK-Mettmann"*   (Glaeske, 1990)

Arzt-bezogene und Versicherten/Patienten-beziehbare Vollerfassung aller Arzneimittelverordnungen im ambulanten Bereich mit der Möglichkeit der Verknüpfung zu Krankenhausdaten einschließlich Krankenhausentlassungsdiagnosen, zu Arbeitsunfähigkeitsdaten, zum abgerechneten Leistungsspektrum der behandelnden Ärzte und, wenn erforderlich, zu den Krankenscheindiagnosen. Das Projekt ist auch als externe Qualitätssicherung der Diagnosestellung nutzbar. Die Analyse von qualitätsmindernden Auffälligkeiten hinsichtlich der Art und Frequenz der Arzneimittelverordnungen (z.B. häufige Anwendung nicht sinnvoll kombinierter oder therapeutisch zweifelhaft wirksamer Arzneimittel) werden routinemäßig nach vorher formulierten Kriterien intern durchgeführt, um eine ausreichend gesicherte Datenbasis für die Beratung von Ärzten vorlegen zu können.

e)   *GKV-Arzneimittelindex* (Schwabe, Paffrath, 1990)

Erfassung einer 0,1 %-Stichprobe aller zu Lasten der gesetzlichen Krankenversicherung verordneten Arzneimittel im ambulanten Bereich mit Angaben zum Alter und Geschlecht des Patienten. Auswertungen der Verordnungshäufigkeit und der Kosten sind arzneimittelbezogen für alters- und geschlechtsspezifische "Durchschnitts-Populationen" möglich. Die Arzneimitteldaten sind kodiert nach Standardaggregaten und nach Tagesdosierungen abrufbar. Die Ergebnisse des Arzneimittelindex werden jährlich seit 1985 im "Arzneimittelverordnungsreport" publiziert.

f)   *Panelmarktforschung "Verschreibungs-Index für Pharmazeutika" (VIP) der IMS GmbH*

Für den "Verschreibungs-Index für Pharmazeutika" werden die Verordnungsgewohnheiten der Ärzte mit Hilfe von Rezeptkopien systematisch erfaßt. Eine repräsentative Stichprobe niedergelassener Ärzte (Panel), verteilt nach Fachgruppen, Regionen und Alter, stellen Durchschriften ihrer Rezepte (ca. 1 Million pro Jahr) zu Auswertungszwecken zur Verfügung. Es liegt ein detaillierter Stichproben- und Hochrechnungsplan (Mikrozensus) mit einer exakten Beschreibung der Methoden vor. Die Auswertung erfolgt nach den Merkmalen "Verschreibende Ärzte", "Behandelte Patienten", "Diagnosen" und "Therapie". Die Ergebnisse des VIP werden auf das Niveau der Bundesrepublik Deutschland (bisher noch ohne die fünf neuen Bundesländer) hochgerechnet und in einer Reihe von Übersichtstabellen dargestellt. Die hochgerechneten Diagnose- und Verordnungsdaten sind für eine Vielzahl von Arbeitsgebieten von Bedeutung (z.B. Forschung, Pharmako-Epidemiologie, medizinisch-wissenschaftliche Beratung, Marketing). So ermittelte Verbrauchszahlen können in Ermangelung anderer Möglichkeiten als Bezugszahlen zur Umrechnung von absoluten UAW-Häufigkeiten in Risikozahlen verwendet werden. Aufgrund der privatwirtschaftlichen Finanzierung des VIP stehen die Ergebnisse nur den Beziehern des VIP zur Verfügung.

g)   *Das Projekt MEDIBASE (Bethge, 1989)*

In der Datenbank MEDIBASE, die auf einem Großrechner installiert ist, werden detaillierte Informationen (Arztstammdaten und praxisbezogene Daten) von zur Zeit 296 mit Personal Computern ausgestatteten Arztpraxen gespeichert. Weiterhin werden von allen in den Praxen behandelten Patienten neben ihren Stammdaten kontinuierlich zahlreiche Verlaufsdaten erfaßt: Diagnostik, Diagnosen, gegebenenfalls mit zugeordneter Therapie (Arzneimittel und nicht-medikamentöse Behandlung), Begründungen für Therapiewechsel oder -abbruch. Mit MEDIBASE ist es möglich, Arzt- und Patientendaten im Zeitverlauf zu analysieren. Durch Aggregation und Verknüpfung der Daten lassen sich Informationen zu den Umständen sowie zu Voraussetzungen und Ergebnissen der ärztlichen Tätigkeit im Praxisbereich gewinnen.

h)   *Das Projekt COMPASS (USA)* (Strom et al., 1985)

Das Projekt COMPASS benutzt die MEDICAID-Abrechnungsdaten. Es wurden 5,2 Millionen MEDICAID-berechtigte Personen aus 9 US-amerikanischen Bundesstaaten erfaßt (MEDICAID ist die gesundheitliche Versorgung alter Personen). Erhoben werden von den Rezepten Verordnungsdatum und die Medikamente sowie von den Leistungsnachweisen die Diagnosen der niedergelassenen Ärzte und Krankenhausaufenthalte mit Krankenhausentlassungsdiagnosen. Die Daten werden anonymisiert und patientenbezogen (über die Versicherungsnummer) aufbereitet. Ziel des Projektes COMPASS ist "drug surveillance research", d.h. die Erforschung der Wirkungen und Nebenwirkungen von Medikamenten an großen Populationen.

5.8 Meta-Analyse

5.8.1 Kurzdarstellung der Methodik

Bei der Meta-Analyse werden zur Vergrößerung der Fallzahl die Ergebnisse mehrerer Studien quantifizierend zusammengefaßt bzw. studienübergreifend analysiert, um Erkenntnisse zu gewinnen, die sich aus der Analyse der Studien jede für sich nicht gewinnen lassen.

Hauptziel von Meta-Analysen ist die Vergrößerung der statistischen Präzision durch Erhöhung der Fallzahl. Dies bedingt meist eine gewisse Heterogenität der zusammengefaßten Studien hinsichtlich der Fragestellungen, Zielgrößen, Therapien oder Beobachtungsbedingungen. Die Studien sollten aber hinsichtlich dieser Parameter so vergleichbar wie möglich sein. Je nach benötigten und in den einzelnen Studien verfügbaren Patientenzahlen kann sich – im Idealfall – eine Meta-Analyse auf Studien einer Dosierungsstufe eines Arzneimittels beschränken oder muß sich auf alle überhaupt weltweit durchgeführten Studien zu einem Therapieprinzip (z.B. Blockade der adrenergen Beta-Rezeptoren) in einem Indikationsgebiet erstrecken.

Eine Meta-Analyse darf sich nicht auf publizierte Studien beschränken, da damit meist eine Selektion von Studien mit statistisch signifikanten Ergebnissen verbunden sein dürfte (sogenannter *publication bias*). Es muß versucht werden, zunächst alle für die Fragestellung einschlägige Studien, also auch nicht publizierte, systematisch aufzuspüren ("study retrieval"). Für den Einschluß aufgespürter Studien in die eigentliche Analyse ("study selection") müssen wohlüberlegte Ein- und Ausschlußkriterien festgelegt werden. Diese dürfen nicht die Ergebnisse der jeweiligen Studie, wohl aber deren Qualität betreffen. Insbesondere wenn die Meta-Analyse nicht mit den Originaldaten der einzelnen Studien durchgeführt wird (siehe unten), muß deren interne Validität berücksichtigt werden. Vielfach wird gefordert, daß in Meta-Analysen nur Studien aufgenommen werden dürfen, die randomisiert durchgeführt und nach dem Intent-to-treat-Prinzip ausgewertet wurden. Jedoch ist auch eine Gewichtung der einzelnen Studien nach einem vorher vorgegebenen Verfahren ihrer Qualität entsprechend denkbar. Wann immer möglich, sollte bei der Selektion der aufzunehmenden Studien von der Möglichkeit der Verblindung Gebrauch gemacht werden.

Meta-Analysen erfordern die Anwendung spezieller statistischer Methoden
zur Kombination von p-Werten, Kombination von Teststatistiken oder Schätz-
werten. Liegen geeignete Originaldaten vor, so ist auch eine zusammenfas-
sende Analyse mit Hilfe von statistischen Modellen, die die Studieneffekte berücksichtigen, möglich.

5.8.2 Studienplan

Allgemein akzeptierte Standards für die Durchführung von Meta-Analysen
haben sich bisher nicht durchgesetzt. Es ist jedoch unstrittig, daß eine äußerst
sorgfältige Planung der Vorgehensweise und deren Niederlegung in einem
Studienplan auch für Meta-Analysen erforderlich ist. Hierzu existieren bereits
detaillierte Vorschläge (Boissel et al., 1988).

Der Studienplan sollte enthalten:
- Zielsetzung der Meta-Analyse
- Gegebenenfalls die zu prüfenden Hypothesen
- Geplantes Vorgehen für das "study retrieval" (siehe Abschnitt 5.8.1)
- Verfahren für die "study selection" (Ein- und Ausschlußkriterien, gegebenen-
  falls Wichtungsverfahren, Verblindungs-Techniken, siehe Abschnitt 5.8.1)
- Verfahren zur Extraktion der erforderlichen Daten aus Publikationen, Be-
  richten oder Datenbanken, welche zur Sicherung der Qualität voneinander
  unabhängig doppelt erfolgen sollte
- Art der statistischen Auswertungen.

5.8.3 Formale Anforderungen

Bislang gibt es in der Bundesrepublik Deutschland keine rechtlichen Regelungen, die sich explizit auf Meta-Analysen beziehen. Bei der Verwendung von
nicht allgemein zugänglichen Originaldaten könnte das Urheberrecht eine Rolle spielen.

5.8.4 Auswertung

Die Wahl des Auswertungsansatzes hängt von der Fragestellung und den verfügbaren Daten ab. Alle gängigen Auswertungsverfahren setzen die Unab-
hängigkeit der einzelnen Studien voraus.

Die Kombination von p-Werten oder von Teststatistiken erlaubt keine Schätzung der Zielgrößen, keine Angabe von Konfidenzintervallen und keine Prüfung
auf Heterogenität zwischen den einzelnen Studien. Diese Schritte sollten jedoch Bestandteil der Auswertung sein, und daher sind vorzugsweise die Ver-

fahren nach Mantel, Haenszel (Mantel und Haenszel, 1959) oder Peto (in: Yusuf, 1985, Anhang) einzusetzen.

Zur Darstellung der Ergebnisse hat sich eine graphische Nebeneinanderstellung der einzelnen Konfidenzintervalle und des Gesamt-Konfidenzintervalls bewährt.

Zur Darstellung spezieller Methoden sei auf entsprechende Fachliteratur verwiesen, z.B. Hedges, Olkin (1985).

5.8.5 Anwendungsbereiche

Meta-Analysen werden eingesetzt:
- Zur Hypothesengenerierung, wenn mehrere Studien vorliegen, deren Macht (statistische "power"), medizinisch relevante Unterschiede zu erkennen, jede für sich genommen zu gering ist
- Um einen präziseren und stabileren Schätzer für die Größe der Effekte zu erhalten
- Um die Variabilität einer Zielgröße zwischen den Studien zu bestimmen und die Verallgemeinerbarkeit der Ergebnisse besser abschätzen zu können
- Um eindeutige Gesamtaussagen bei sich widersprechenden Teilaussagen zu ermöglichen
- Um Untergruppenanalysen mit ausreichender Macht durchführen zu können
- Für die Fundierung der Notwendigkeit und der Planung neuer Studien.

Meta-Analysen von Studien zu unerwünschten Arzneimittelwirkungen erscheinen sinnvoll, wurden jedoch bisher kaum durchgeführt.

Meta-Analysen mehrerer zu kleiner Studien können nicht als Ersatz für zielführende Studien mit ausreichenden Fallzahlen dienen, sofern solche zielführende Einzelstudien durchführbar sind.

Nur im seltenen Ausnahmefall kann eine Meta-Analyse als Nachweis der Wirksamkeit einer Therapie angesehen werden. Ein typischer Anwendungsfall im Rahmen der Arzneimittelforschung nach der Zulassung ist der Nachweis des direkten therapeutischen Nutzens, z.B. im Sinne einer Letalitätsreduktion, für ein medikamentöses Wirkprinzip, welches im Rahmen der Phase III anhand von pharmakodynamischen Wirkungsparametern evaluiert wurde (siehe Beispiel a). Der Nachweis einer Letalitätsreduktion erfordert wesentlich höhere Fallzahlen, so daß die Durchführung zielführender Einzelstudien an Praktikabilitätsgrenzen stoßen kann und daher Meta-Analysen gerechtfertigt sind.

Der Wirksamkeitsnachweis im Rahmen der Arzneimittelzulassung anhand üblicher quantitativer pharmakologischer Wirkungsparameter (wie z.B. Herzfrequenz oder Blutdruck) kann und muß in zielführenden Einzelstudien erbracht werden.

5.8.6 Qualität

Erste Voraussetzung für eine hohe Qualität der Meta-Analyse ist, daß möglichst die Gesamtheit der Studien zu der interessierenden Fragestellung identifiziert werden konnte. Weitere Qualitätskriterien sind die Qualität und Vergleichbarkeit der Einzelstudien, die erreichte Patientenzahl, die verfügbare und in der Auswertung benutzte Information aus den Einzelstudien (p-Werte, Schätzwerte, Originaldaten). Reliable Zielgrößen, wie Vitalstatus oder Überlebenszeit erlauben eher die Annahme der Beobachtungsgleichheit in den verschiedenen Studien als z.B. subjektive Zielgrößen. Von ihrem Wesen her erfordert die Meta-Analyse unter dem Gesichtspunkt der Qualität ein Abwägen zwischen der statistischen Genauigkeit (Patientenzahl) und dem Grad an Homogenität der zusammengefaßten Studien.

Ein besondere Art einer Meta-Analyse liegt vor, wenn sie als prospektives Vorhaben vor der Durchführung der einzubeziehenden Studien geplant und die Vorgehensweise festgeschrieben wird. Dadurch wird eine höhere Qualität erreicht, z.B. wird ein publication bias ausgeschlossen.

Jedenfalls muß eine Meta-Analyse mit großer Sorgfalt und dem Untersuchungsplan entsprechend durchgeführt werden.

5.8.7 Praktikabilität

Die Praktikabilität der Meta-Analyse wird im wesentlichen von folgenden Faktoren bestimmt:
– Zahl der für die Fragestellung relevanten Studien
– Gewählter statistischer Ansatz
– Zugänglichkeit und Verfügbarkeit der dafür benötigten Daten (p-Werte, statistische Schätzwerte, Originaldaten).

Meta-Analysen, die eine herstellerübergreifende Bewertung eines Therapieprinzips zum Ziel haben, z.B. Eignung von Beta-Rezeptorenblockern für die Reinfarkt-Prophylaxe oder Eignung adjuvanter Therapien beim Krebs, benötigen wegen der erforderlichen umfangreichen und hartnäckigen Suche nach publizierten Studien eine oft jahrelange Vorarbeit, haben sich bei realistischer Einschätzung dieses Aufwands allerdings als durchaus praktikabel erwiesen.

Einen zusätzlichen Aufwand kann es bedeuten, wenn aufgrund mangelhafter Analyse oder Ergebnispräsentation in verwendeten Publikationen die Kontaktaufnahme zu den Autoren und gegebenenfalls der Rückgriff auf die Originaldaten erforderlich wird. Die gezielte Selektion methodisch guter Publikationen für die Meta-Analyse kann die Verallgemeinerbarkeit einschränken.

5.8.8 Beispiele

a)   *Meta-Analyse zur intravenösen und intrakoronaren fibrinolytischen Therapie nach akutem Herzinfarkt* (Yusuf et al., 1985)

In diese Untersuchung wurden alle identifizierbaren, abgeschlossenen, einschlägigen randomisierten Studien der letzten 25 Jahre einbezogen. Da jede der 33 Studien für sich genommen einen zu kleinen Stichprobenumfang aufwies, wurde eine Meta-Analyse durchgeführt. Die Auswertung umfaßte alle pro Studie randomisierten Patienten und wurde nach einem modifizierten Mantel-Haenszel-Verfahren durchgeführt. Die Autoren geben einen statistisch signifikanten, positiven Behandlungseffekt an. Der mit der Meta-Analyse erreichte Stichprobenumfang ermöglichte auch Analysen in Untergruppen mit einem Umfang von etwa 1 000 Patienten.

b)   *Meta-Analyse von randomisierten Studien über Progesterontherapien in der Schwangerschaft* (Goldstein et al., 1989)

In dieser Meta-Analyse sollte der Effekt einer Progesterongabe zur Schwangerschaftserhaltung (Zielgrößen: Fehlgeburt, Neugeborenensterblichkeit, Totgeburt, Frühgeburt, Geburt zum Termin) abgeschätzt werden. Ein Studienplan legte für diese Meta-Analyse die genaue Vorgehensweise fest: Literatursuche, Ein- und Ausschlußkriterien, Verblindung, doppelte Kodierung, Auswertung. Da die Studien statistisch signifikant heterogen waren, wurde die statistische Analyse mit einem Modell mit zufälligen Effekten vorgenommen. Die Autoren berichten nur für eine der Zielgrößen einen statistisch signifikanten Behandlungseffekt.

5.9 Methoden der Meinungsforschung

5.9.1 Kurzdarstellung der Methodik

Befragungen (Umfragen, Interviews) zu bereits zugelassenen Arzneimitteln werden hauptsächlich bei Ärzten durchgeführt. In beschränktem Umfang werden auch Apotheker oder Patienten befragt.

Die empirische Sozialforschung unterscheidet mehrere Formen der Befragung: die schriftliche Umfrage mit standardisierten Fragen, die mündliche Befragung mit standardisierten und teilstandardisierten Fragen und das themenzentrierte Interview mit nichtstandardisierter Antwortmöglichkeit. Diese Formen der Befragung unterscheiden sich nicht nur in der Gestalt des Befragungsinstruments und damit des Stimulus für den Befragten, sondern auch im Umfang und in der Tiefe der Befragungsthemen sowie im Aufwand, der für die Erfassung und Auswertung benötigt wird.

Bei den Umfragen mit standardisierten und teilstandardisierten Fragen wird eine größere, möglichst repräsentative Stichprobe (Quotenstichprobe) von Ärzten aus einer definierten Grundgesamtheit zu einem Arzneimittel befragt. Die Befragung kann einmalig oder mit fortlaufender Wiederholung (Panel) stattfinden.

Bei den mündlichen Interviews, insbesondere bei themenzentrierten, nichtstandardisierten Befragungen, wird eine kleinere Anzahl von Ärzten befragt. Die Auswahl ist dann in der Regel nicht repräsentativ. Die Interviews sind teilstandardisiert oder an einem Leitfaden orientiert. Zur Erleichterung einer zeitlich versetzten Datenerfassung werden unter Umständen Tonband- oder Videoaufzeichnungen eingesetzt.

Im Rahmen der Qualitätssicherung der Arzneitherapie sind "peer reviews" eine anerkannte Form der Meinungsbildung. Gruppen von Ärzten in ähnlichen Praxissituationen (peers) beurteilen (review) die von ihren Kollegen dokumentierten Arzneitherapien. Sie erarbeiten Therapieregeln und evaluieren die Therapie.

Bezüglich Auswahl und Befragung der Personen sind die Methoden der Meinungsforschung prolektiv, bezüglich der Erfahrung mit den Arzneimitteln retrospektiv.

5.9.2 Untersuchungsplan

Ein Untersuchungsplan sollte in jedem Fall schriftlich fixiert sein. Er soll die Stichprobenplanung bei repräsentativen Befragungen und den Organisationsplan für den Ablauf der Interviews beinhalten. Neben den Antworten wird oft auch der Verlauf der Befragung dokumentiert.

Der Untersuchungsplan sollte Angaben zur Auswertung enthalten.

5.9.3 Formale Anforderungen

Formale Anforderungen sind bis auf die Vorschriften des Datenschutzes nicht zu beachten.

5.9.4 Auswertung

Die Auswertung muß in jedem Fall auch eine Beschreibung der Charakteristika der in der Stichprobe erfaßten Ärzte beinhalten. Wesentlich ist dabei die Erfahrung der Ärzte mit den zu untersuchenden Arzneimitteln.

Bei standardisierter Erfassung werden die Methoden der deskriptiven Statistik angewendet. Aufgrund der Probleme von Strukturgleichheit, Beobachtungsgleichheit und Repräsentativität sind inferenzstatistische Verfahren in der Regel nicht adäquat.

Eine Darstellung der Auswertungsverfahren bei nichtstandardisierter Erfassung würde den Rahmen dieses Papiers sprengen, vgl. hierzu die einschlägigen Methodenhandbücher der empirischen Sozialforschung, z.B. König, (1973), Holm (1975).

5.9.5 Anwendungsbereiche

Die Methoden der Meinungsforschung finden hauptsächlich Anwendung bei Fragen des Marketings (Produktplazierung, Umsatzsteigerung), die in dieser Publikation nicht betrachtet wurden. Für medizinisch-wissenschaftliche Fragestellungen im Rahmen der Arzneimittelforschung nach der Zulassung sind diese Methoden nicht geeignet.

In der Arzneimittelforschung nach der Zulassung sind derzeit keine Anwendungen von Methoden der Meinungsforschung bekannt. Anders als in dem hier betrachteten Wissenschaftsbereich sieht es im Marketingbereich aus, in dem die hier angesprochenen Methoden verbreitet sind.

5.9.6 Qualität

Diese Methoden haben sicherlich weniger Aussagekraft im Hinblick auf die medizinisch-biologischen Eigenschaften des Arzneimittels (Wirksamkeit, Nebenwirkungen) als im Hinblick auf die subjektiv wahrgenommenen Eigenschaften.

Die Qualität hängt von der Stichprobenplanung, der Umsetzung von Forschungsfragen, der Interviewerqualifikation (Schulung, Kontrolle) und dem Auswertungsplan ab. Die Stichprobenplanung bestimmt die Repräsentativität der Untersuchungsergebnisse für die jeweilige Grundgesamtheit.

5.9.7 Praktikabilität

Bei den standardisierten Befragungen werden je nach Stichprobenziehung 100 und mehr Personen befragt. Bei den themenzentrierten Interviews werden 5 bis 25, manchmal auch 50 Personen befragt. Die Laufzeit einer Untersuchung beinhaltet die zur Felderschließung, zur Durchführung der Befragung und zur Auswertung notwendige Zeit und ist vom Personalaufwand von von der Anzahl der zu befragenden Personen abhängig. Bei kleineren Studien liegt die notwendige Zeit bei zwei bis drei Monaten.

5.9.8 Beispiel

Peer review (Hulka, 1979)

Peer Review ist die Verbesserung der Qualität der Behandlung in der Primärversorgung. Eine Gruppe von Kollegen in ähnlicher Praxissituation mit ähnlicher Patientenklientel (Peer Group) beurteilen gegenseitig die Qualität ihres ärztlichen Handelns anhand von Praxisdokumentationen. Maßstab sind die jeweils individuellen Meinungen von der Qualität ärztlichen Handelns. Diese selbstformulierten Qualitätskriterien zu erfassen, zu systematisieren ist eine Aufgabe der Untersuchung. Die individuellen Meinungen von der Qualität konvergieren in der Peer Review Group. Die Divergenz zwischen dem dokumentierten realen Handeln und den Meinungen vom idealen Handeln ist erheblich und den Ärzten a priori unbekannt. Die Wahrnehmung der Diskrepanz zwischen der Meinung vom individuellen Handeln und dem tatsächlichen Handeln ist Voraussetzung für eine Änderung bzw. Verbesserung des Behandelns.

BEGRIFFSBESTIMMUNGEN

Arzneimittel (§ 2 AMG Absatz 1)

Arzneimittel sind Stoffe und Zubereitungen aus Stoffen, die dazu bestimmt sind, durch Anwendung am oder im menschlichen Körper
1. Krankheiten, Leiden, Körperschäden oder krankhafte Beschwerden zu heilen, zu lindern, zu verhüten oder zu erkennen,
2. die Beschaffenheit, den Zustand oder die Funktionen des Körpers oder seelische Zustände erkennen zu lassen,
3. vom menschlichen Körper erzeugte Wirkstoffe oder Körperflüssigkeiten zu ersetzen,
4. Krankheitserreger, Parasiten oder körperfremde Stoffe abzuwehren, zu beseitigen oder unschädlich zu machen oder
5. die Beschaffenheit, den Zustand oder die Funktionen des Körpers oder seelische Zustände zu beeinflussen.

Arzneimittel, Fertig- (§ 4 AMG Absatz 1)

Fertigarzneimittel sind Arzneimittel, die im voraus hergestellt und in einer zur Abgabe an den Verbraucher bestimmten Packung in den Verkehr gebracht werden.

Beobachtungsgleichheit

Gleiche Bedingungen der Untersuchung, Beobachtung, Befragung und Beurteilung bei allen Beobachtungseinheiten (Studienpatienten) für die gesamte Dauer der Studie und in allen Zentren, um die Einflüsse der Erhebungsmaßnahmen auf die Resultate in allen Gruppen gleichzuhalten.

Beobachtungsstudie

Gelegentlich synonym zu "Anwendungsbeobachtung", gelegentlich als Oberbegriff prospektiver, nichtintervenierender Studien benutzt.
syn.: Feldstudie

Compliance

Einhalten der vom Arzt im Zusammenhang mit Therapie oder klinischer Prüfung verordneten Maßnahmen durch den Patienten (z.B. Medikamenten-Einnahme nach Vorschrift, Diätregeln). Gelegentlich wird unter Arzt-Compliance die Befolgung der im Prüfplan genannten Auflagen durch den Arzt verstanden, wie z.B. die Beachtung der Ein-/Ausschlußkriterien.

Drug Utilization

Marketing, Verteilung, Verschreibung und Gebrauch von Arzneimitteln in einer Gesellschaft unter besonderer Berücksichtigung der resultierenden medizinischen, sozialen und ökonomischen Konsequenzen.

Epidemiologie

Epidemiologie befaßt sich mit der Untersuchung der Verteilung von Krankheiten, ihren physiologischen Variablen und sozialen Krankheitsfolgen in menschlichen Bevölkerungsgruppen sowie mit den Faktoren, die diese Verteilung beeinflussen.

Explanatorischer Ansatz, explanatorische Studie

Studie zur Abklärung von Effekten eines Arzneimittels auf biologische Parameter unter definierten und möglichst konstanten Anwendungsbedingungen (Patientenauswahl, Dosierung). Für die kausale Zuordnung störende Einflußfaktoren müssen ausgeschlossen werden (z.B. Begleitmedikamente). – Vgl. das Gegenteil "Pragmatischer Ansatz".

Explorative Statistik

Teil der statistischen Auswertung mit dem Ziel, Vermutungen zu generieren ("data snooping"). Resultierende Hypothesen können nur anhand neuer Daten konfirmatorisch untersucht werden. Zur Charakterisierung (und Reihung) der Plausibilität der generierten Hypothesen werden häufig p-Werte herangezogen, was nicht mit der Durchführung statistischer Signifikanztests verwechselt werden darf.

Gesundheit, Schädigung der (BGA, 1987, Ziff. 2.1)

Eine Schädigung der Gesundheit liegt grundsätzlich dann vor, wenn das Befinden des Patienten nicht nur vorübergehend und geringfügig beeinträchtigt wird.

Grundgesamtheit

In der theoretischen Statistik diejenige Population, über die mit Hilfe einer (zufällig gezogenen) Stichprobe eine Aussage getroffen werden soll. Aufgrund der zeitlichen und räumlichen Beschränkung der Stichprobenziehung bezieht man in der medizinischen Statistik die Aussagen häufig nicht auf diese "Stichproben-Gesamtheit", sondern auf eine weitergefaßte "Aussagen-Gesamtheit" (avisierte Grundgesamtheit). Diese Verallgemeinerung der Aussage kann nicht mit statistischen Argumenten allein begründet werden.

Hauptzielvariable, -kriterium

Variable (Parameter) zu einer Arzneimittelwirkung, die valide Rückschlüsse auf die Arzneimittelwirksamkeit ermöglicht und für die eine konfirmative Auswertung vorgesehen ist.

Intent-to-treat-Auswertung

Auswertungsstrategie "so wie randomisiert", bei der alle randomisierten Patienten in der Gruppe ausgewertet werden, der sie durch die Randomisierung zugeteilt wurde, also auch Patienten, die nicht prüfplangemäß behandelt wurden (Behandlungsabbrecher, -wechsler usw.). Bei "verlorenen Fällen" (Patient verweigert die weitere Beobachtung in der Studie) ist eine Methode zum Ergänzen fehlender Daten anzuwenden. – Die Intent-to-treat-Auswertung ist besonders wichtig bei Studien mit pragmatischem Ansatz.

Inzidenz

Rate an Neuerkrankungen (bzw. Neueintritt eines bestimmten unerwünschten Ereignisses) bezogen auf ein definiertes Zeitintervall.

Klinische Prüfung (*Grundsätze klin. Prüf.*, Ziff. 1.2)

Die Anwendung eines Arzneimittels am Menschen zu dem Zweck, über den einzelnen Anwendungsfall hinaus Erkenntnisse über den therapeutischen oder diagnostischen Wert eines Arzneimittels, insbesondere über seine Wirksamkeit und Unbedenklichkeit, zu gewinnen. Dies gilt unabhängig davon, ob die Prüfung in Kliniken oder in Praxen niedergelassener Ärzte durchgeführt wird. Anmerkung: Der Begriff wird sowohl (synonym) für die gesamte klinische Entwicklung eines Arzneimittels als auch (im Sinne einer klinischen Studie) für abgegrenzte Teilprojekte im Rahmen der Gesamtentwicklung verwendet. Im letzten Fall werden nur die intervenierenden Studientypen als klinische Prüfungen bezeichnet.

Klinische Studie

Gelegentlich synonym zu "Klinische Prüfung", gelegentlich aber als Oberbegriff aller prospektiven Studientypen benutzt.

Konfirmatorische Statistik

Teil der statistischen Auswertung mit dem Ziel, vor Durchführung der Studie formulierte Hypothesen (Null-, Alternativ-) im Sinne einer binären Entscheidung zu testen (Signifikanztest). Diese Entscheidung wird durch die beiden Irrtumswahrscheinlichkeiten (Fehlerwahrscheinlichkeit 1. Art α, Fehlerwahrscheinlichkeit 2. Art β) charakterisiert.

Kontrollierte klinische Studie

Klinische Prüfung an Patienten, bei denen eine randomisierte Zuteilung der Prüfmedikation stattfindet. Neben dem zu prüfenden Arzneimittel kommt eine aktive Kontrolle (anerkannter Standard) und/oder eine Leerkontrolle (z.B. Placebo) zur Anwendung.

Längsschnittuntersuchung

Untersuchung von Eigenschaften einer (z.B. regional abgegrenzten) Population im Zeitverlauf.

Linkage

Siehe Medical record linkage

Medical record linkage

Rechnergestützte Zusammenführung von Daten (hier: personenbezogen, medizinisch) aus verschiedenen Registern. Durch Datenschutzbestimmungen kann ein Linkage erheblich eingeschränkt werden.

Nebenwirkung (§ 4 AMG Absatz 13)

Nebenwirkungen sind die beim bestimmungsgemäßen Gebrauch eines Arzneimittels auftretenden unerwünschten Begleiterscheinungen. Der "bestimmungsgemäße Gebrauch" berücksichtigt die Angaben in der Zulassung, z.B. Indikation und Dosierung.

Nebenwirkung, schwerwiegende (BGA, 1987, Ziff. 2.2, *Grundsätze klin. Prüf.* Ziff. 3.7)

Eine schwerwiegende Nebenwirkung liegt vor, wenn die Gewißheit oder der begründete Verdacht besteht, daß das Leben bedroht oder die Gesundheit schwer oder dauernd geschädigt wird. Dies trifft insbesondere für Arzneimittelwirkungen zu, bei denen die Möglichkeit besteht, daß sie den Tod zur Folge haben, lebensbedrohlich sind, eine maligne Erkrankung verursachen, angeborene Mißbildungen hervorrufen, bleibende Schäden verursachen oder einer ärztlichen Behandlung, vorwiegend stationärer Art, bedürfen.

Nebenwirkung, unbekannte (BGA, 1987, Ziff. 3.2)

Verdachtsfälle von Nebenwirkungen, die bisher nicht in den jeweiligen Arzneimittelinformationen (Packungsbeilage und Fachinformation) genannt werden. Hierbei sind Art, Schwere und Häufigkeiten zu berücksichtigen.

Nebenwirkung, Verdachtsfall auf (BGA, 1987, Ziff. 1)

Ein Verdachtsfall einer Nebenwirkung liegt dann vor, wenn ernstzunehmende Hinweise einen Zusammenhang zwischen der Arzneimittelanwendung und der beobachteten unerwünschten Wirkung vermuten lassen.

Nutzen-Risiko-Bewertung, Nutzen-Risiko-Verhältnis

Abschätzung von Nutzen (Wirksamkeit) und Risiken eines Arzneimittels sowie deren Abwägung gegeneinander. Der Begriff Nutzen-Risiko-Verhältnis wird benutzt, obwohl nur in Ausnahmefällen die Abwägung durch Bildung eines Quotienten aus einer Nutzen- und Risikozahl möglich ist.

Nutzen, therapeutischer

Siehe Wirksamkeit

Pharmakoepidemiologie

Pharmakoepidemiologie ist die Untersuchung der Verteilung des Arzneimittelgebrauchs und -verbrauchs in Populationen und die Untersuchung der erwünschten und unerwünschten Arzneimittelwirkungen mit den Methoden der Epidemiologie, sowie deren Verknüpfung im Sinne einer Nutzen/Risiko-Analyse.

Phasen der klinischen Prüfung

Phasen der Entwicklung eines Arzneimittels, die überwiegend in zeitlicher Aufeinanderfolge, zum Teil aber auch zeitlich überlappend, durch den Hersteller durchgeführt werden.

Phase I der klinischen Prüfung

Prüfung eines Arzneimittels an Menschen, oftmals bei gesunden Probanden mit dem Ziel, eine vorläufige Bewertung der Unbedenklichkeit und eine Beschreibung des pharmakokinetischen/pharmakodynamischen Profils zu erhalten.

Phase II der klinischen Prüfung

Klinische Prüfung mit kleinen Fallzahlen an Patienten, die an der Erkrankung oder den Symptomen leiden, für deren Behandlung das Arzneimittel vorgesehen ist. Ziel ist die Untersuchung pharmakologischer Wirkungen, eine erste Bewertung der Unbedenklichkeit nach Kurzzeitanwendung, Dosisfindung, und – wenn möglich – eine Abklärung der Dosis-Wirkungs-Beziehung. Die Phase II soll eine optimale Ausgangssituation für die Planung größerer therapeutischer Studien schaffen.

Phase III der klinischen Prüfung

Klinische Prüfung mit hinreichend großen vorgeplanten Fallzahlen an Kranken im angestrebten Indikationsgebiet zur Validierung der Wirksamkeit, gegebenenfalls im Vergleich zu therapeutischen Alternativen, und zur Abschätzung der Verträglichkeit/Unbedenklichkeit.

Phase IV der klinischen Prüfung

Klinische Prüfungen nach erfolgter Zulassung unter Berücksichtigung der Angaben in der Zulassung (z.B. Indikation und Dosierung) im zugelassenen Indikationsgebiet des Arzneimittels. Spezieller Teil der Arzneimittelforschung nach der Zulassung.
syn.: Postmarketing-Phase

Postmarketing Surveillance (PMS)

Nichtintervenierender Teil der Arzneimittelforschung nach der Zulassung.
syn. (*EG-GCP*): Pharmacovigilance

Prämarketing Phase

Zusammenfassung der Phasen I bis III der klinischen Prüfung.

Pragmatischer Ansatz, pragmatische Studie

Studie zur Abklärung der Wirksamkeit einer Therapie unter Praxisbedingungen. Keine strengen Ein-/Ausschlußkriterien und Behandlungsvorschriften werden vorgegeben und kein in die Studie eingeschlossener Patient wird von der Auswertung ausgeschlossen. Die zugehörige Auswertungsstrategie ist das "Intent-to-treat"-Prinzip. – Vgl. das Gegenteil "Explanatorischer Ansatz".

pro-, retrolektiv

Charakterisierung von Studien bezüglich der zeitlichen Aufeinanderfolge von Studienplanung und Behandlung/Behandlungsergebnis der Patienten (Entstehung der Daten). Bei prolektiven Studien liegt die Studienplanung vor der Behandlung der Patienten und der Datenentstehung. Bei retrolektiven Studien werden Patienten in eine Untersuchung aufgenommen, bei denen das Behandlungsergebnis bereits feststeht, d.h. die Daten nur noch erfaßt werden müssen.

pro-, retrospektiv

Charakterisierung von Studien bezüglich der Blickrichtung zwischen Ursache und Wirkung bei der Auswertung. Bei prospektiven Studien werden die Behandlungsergebnisse in Abhängigkeit von der Behandlung dargestellt, bei retrospektiven Studien die unterschiedliche Behandlung in Abhängigkeit von der beobachteten Wirkung.
Anmerkung: "retrospektiv" wird irreführenderweise oft im Sinne "retrolektiv" benutzt.

Prüfplan (§ 40 AMG Absatz 1 Nr. 7a, *Grundsätze klin. Prüf.*, Ziff. 2.5)

Ausführliche Beschreibung der Voraussetzungen sowie der Planung, Durchführung, Überwachung, Auswertung und Berichterstattung einer klinischen Prüfung vor Beginn der Patientenaufnahme.
syn.: Studienprotokoll

Querschnittsuntersuchung

Untersuchung von Eigenschaften einer (z.B. regional abgegrenzten) Population zu einem bestimmten Zeitpunkt. (Es können daher Prävalenzen und keine Inzidenzen berechnet werden.)

Randomisierung

Zuteilung der Patienten zu den Vergleichsbehandlungen nach dem Zufallsprinzip

Repräsentativität

(Grad der) Übereinstimmung zwischen Stichprobe und Grundgesamtheit hinsichtlich der für die jeweilige Fragestellung wesentlichen Einflußfaktoren.

retrolektiv
siehe prolektiv

retrospektiv
siehe prospektiv

Risiken, (Arzneimittel-) (BMJFFG, 1990, Ziff. 3)

Als Arzneimittelrisiken kommen insbesondere in Betracht:
Nebenwirkungen, Wechselwirkungen mit anderen Mitteln, Gegenanzeigen, Resistenzbildung, Mißbrauch, Fehlgebrauch, Gewöhnung, Abhängigkeit, Mängel der Qualität (bei Gegenständen, die als Arzneimittel gelten, auch Mängel technischer Art), Mängel der Behältnisse und äußeren Umhüllungen, Mängel der Kennzeichnung und Packungsbeilage sowie Arzneimittelfälschungen. "Risiko" wird auch im Sinne der Wahrscheinlichkeit für das Auftreten eines solchen Ereignisses verwendet, insbesondere in zusammengesetzten Begriffen ("relatives Risiko").

Risikofaktor

Faktor, der ein in Frage stehendes Risiko eines Arzneimittels erhöhen kann.

Sicherheit, (Arzneimittel-)

Siehe (Arzneimittel-) Verträglichkeit

Studienprotokoll

Siehe Prüfplan

Strukturgleichheit

Gleiche gemeinsame Verteilung aller wesentlichen Einflußgrößen (z.B. Alter, Geschlecht, geographischer Raum, soziale Schicht, Ausgangswerte der Zielvariablen) in den Behandlungsgruppen.

Unerwünschte Arzneimittelwirkungen (Bethge et al., 1989, Ziff. 1.1.2)

Unerwünschte Arzneimittelwirkungen (UAW) sind unerwünschte Ereignisse, die durch Arzneimittel verursacht oder mitverursacht wurden. Zwischen einem beobachteten unerwünschten Ereignis und der Gabe der Prüfsubstanz kann aufgrund einer statistischen Wahrscheinlichkeit und/oder unter Berücksichtigung von medizinisch-plausiblen Vorinformationen und Überlegungen ein ursächlicher Zusammenhang mit unterschiedlichem Grad der Wahrscheinlichkeit angenommen werden.
Anmerkung: Die Begriffe "Arzneimittel", "Prüfsubstanz" sind gegebenenfalls durch den Oberbegriff "Therapie" zu ersetzen.
syn. (jedoch nicht korrekt benutzt!): Nebenwirkung

Unerwünschtes Ereignis (Bethge et al., 1989, Ziff. 1.1.2)

Unerwünschte Ereignisse (UE) sind alle im Rahmen einer klinischen Prüfung beobachteten Befindlichkeitsstörungen, subjektiven und objektiven Krankheitssymptome (einschließlich Laborwertveränderungen), interkurrente Krankheiten und Unfälle, und zwar unabhängig von einem möglichen ursächlichen Zusammenhang mit der Gabe der Prüfsubstanz. Als UE sind auch solche Ereignisse zu bezeichnen, die im Rahmen der klinischen Prüfung in medikationsfreien Vor- und Nachperioden, unter Placebo oder bei einer Vergleichsgruppe unter medikamentöser oder nichtmedikamentöser Therapie auftreten. Eine vergleichbare Definition gibt die *EG-GCP*.
Anmerkung: UE sind sinngemäß auch bei anderen (prospektiven) Untersuchungen als klinischen Prüfungen definiert.
syn.: unerwünschte Begleiterscheinung

Unerwünschtes Ereignis, unerwartetes

Ein unerwünschtes Ereignis, über das bislang im Zusammenhang mit dem jeweiligen Arzneimittel nicht berichtet wurde (bezogen auf Art, Schweregrad und Häufigkeit des Auftretens) weder in der aktuellen Fassung der Information für Prüfer noch im Prüfplan noch an anderer Stelle (vgl. hierzu *EG-GCP*).

Unerwünschtes Ereignis, schwerwiegendes

Schwerwiegende unerwünschte Ereignisse (UE) sind solche, die tödlich oder lebensbedrohlich sind, zu bleibenden Schäden führen oder eine stationäre Behandlung oder Verlängerung des stationären Aufenthalts erforderlich machen (vgl. hierzu *EG-GCP*)

Validität

Eine Studie ist extern valide, wenn ihr Ergebnis auf die im Studienplan angezielte Gesamtheit von Patienten außerhalb der Studie übertragen werden kann.

Eine Studie ist intern valide, wenn die Variation der Zielvariable zwischen den verschiedenen Behandlungsgruppen – bis auf Zufallsschwankungen – ausschließlich auf die unterschiedliche Behandlung in den Gruppen zurückzuführen ist. Interne Validität kann am besten durch zufällige Zuteilung der Studienpatienten zu den Behandlungsgruppen erreicht werden.

Daneben wird der Begriff der Validität für die Zuverlässigkeit von Daten benutzt.

Verträglichkeit, (Arzneimittel-)

Die Verträglichkeit eines Arzneimittels wird beurteilt durch den Beeinträchtigungsgrad körperlicher und psychischer Funktionen durch unerwünschte Arzneimittelwirkungen. Diese werden in der Regel parametrisiert durch subjektive und objektive Symptome; zu den letzteren zählen Vital- und klinisch-chemische Laborparameter.

syn.: Arzneimittelsicherheit.

Wechselwirkung

Veränderung eines Effektes einer Therapie durch einen anderen Faktor.

Wirksamkeit, (Arzneimittel-)

Therapeutisch günstige Beeinflussung (Heilung oder Linderung) einer Krankheit, einer gestörten Funktion des Körpers oder krankhafter Beschwerden durch das Arzneimittel. Zunehmend wird auch die "Lebensqualität" als Teil der Wirksamkeit diskutiert.

Wirkungen, (Arzneimittel-)

Erwünschte und unerwünschte Veränderungen physiologischer, physiologisch-chemischer oder psychischer Variablen durch das Arzneimittel.

Zielvariable, -kriterium

siehe Hauptzielvariable

LITERATUR

a) Gesetze, Verordnungen, Empfehlungen

Bundesärztekammer (Hrsg.) (1988).
   Berufsordnung für die deutschen Ärzte (Musterberufsordnung).
   Dt.Ärzteblatt **85**, 3601-3608
(hier verwendete Abkürzung: *Berufsordnung*)

Bundesgesundheitsamt (BGA, 1987).
   Bekanntmachung über die Anzeige von Nebenwirkungen, Wechselwirkungen mit anderen Mitteln und Arzneimittelmißbrauch nach
   § 29 Abs. 1 Satz 2 AMG
   (28.10.1987)

Bundesminister für Jugend, Familie, Frauen und Gesundheit (BMJFFG,
   1987).
   Bekanntmachung von Grundsätzen für die ordnungsgemäße Durchführung der klinischen Prüfung von Arzneimitteln
   (09.12.1987)
(hier verwendete Abkürzung: *Grundsätze klin. Prüf.*)

Bundesminister für Jugend, Familie, Frauen und Gesundheit (BMJFFG,
   1989).
   Allgemeine Verwaltungsvorschrift zur Anwendung der Arzneimittelprüfrichtlinien
   (14.12.1989)
(hier verwendete Abkürzung: *Arzneimittelprüfrichtlinien*)

Bundesminister für Jugend, Familie, Frauen und Gesundheit (1990).
   Gesetz über den Verkehr mit Arzneimitteln (Arzneimittelgesetz);
   4. Änderung, 11.04.1990
(Abkürzung: AMG)

Bundesministerium für Jugend, Familie, Frauen und Gesundheit
   (BMJFFG, 1990).
   Bekanntmachung der Neufassung der Allgemeinen Verwaltungsvor-
   schrift zur Beobachtung, Sammlung und Auswertung von Arzneimittel
   Allgemeine Verwaltungsvorschrift zur Beobachtung, Sammlung und
   Auswertung von Arzneimittelrisiken (Stufenplan) nach § 63 AMG
   (10.05.1990)

CPMP Working Party on Efficacy of Medicinal Products (1990).
EG-Note for Guidance "Good Clinical Practice for Trials on
Medicinal Products in the European Community"
(Verabschiedung: 11.7.1990, Wirksamwerden: 1.7.1991)
(hier verwendete Abkürzung: *EG-GCP*)

b)   Sonstige Literatur

Abshagen, U., Münnich, F.E. (eds.) (1990). Costs of illness and benefits of
drug treatment. Zuckschwerdt Verlag, München

Bethge, H. et al. (1989). Empfehlungen zur Ermittlung, Dokumentation,
Erfassung und Bewertung unerwünschter Ereignisse im Rahmen der
klinischen Prüfung von Arzneimitteln.
Arzneimittel-Forschung/Drug Research **39**, 1294-1300

Bethge, H. (1989). Nutzen und Chancen der EDV in der Praxis des niedergelassenen Arztes.
Pharm. Ind. **51**, 870-873

Boissel, J.P., Sacks, H.P., Leizoroviecz, A., Blanchard, J., Panak, E.,
Peyrieux, J.C. (1988). Meta-analysis of clinical trials: Summary of an inter-
national conference.
Eur.J.Clin.Pharmacol. **34**, 535-538

Colburn, W.A., Olson, S.C. (1988): Classical and Population Pharmacokinetics.
in: Welling, P.G., Tse, F.L.S. (Hrsg.). Drugs and pharmaceutical
Sciences: Pharmacokinetics. Marcel Dekker, New York/Basel,
pp. 337-384

von Ferber, L. (1988). Die ambulante ärztliche Versorgung im Spiegel der
Verwaltungsdaten einer Ortskrankenkasse.
F. Enke Verlag, Stuttgart

Friebel, H. et al. (1987a). Arzneimitteltransparenz und Beratung in Dortmund: Determinante des ärztlichen Verordnungsverhaltens.
Pharmaz.Z. **132**, 14-24

Friebel, H. et al. (1987b). Arzneimitteltransparenz und Beratung in Dortmund: Zum Verordnungsverhalten niedergelassener Ärzte.
Pharmaz.Z. **132**, 1981-1990

Glaeske, G. (1990). Qualitätssicherung der Arzneimitteltherapie im ambulanten Bereich.
Pharm.Prax. **45**, 6, 252-254

Goldstein, R., Berrier, J., Rosen, S., Sacks, H.S., Chalmers, Th.C. (1989). A meta-analysis of randomized controlled trials of progestational agents in pregnancy.
Br.J.Obstet.Gynaec. **96**, 265-274

Hedges, L.V., Olkin, I. (1985). Statistical methods for meta-analysis.
Academic Press, London

Holm, K. (Hrsg.) (1975). Die Befragung, Bd. 1-6.
Franke Verlag, München

Hulka, B. (1979). Peer reviews in ambulatory care: Use of explicit criteria and implicit judgements.
Med.Care **17** (Suppl.)

Hurwitz, E. et al. (1987). Public Health Service Study on Reye's syndrome and medications: Report of the main study.
J.Am.Med.Ass. **257**, 1905-1911

Inman, W.H.W. (1981). Marketing surveillance of adverse drug reactions in general practice.
Med.Practice **282**, 1131-1132

ISIS-1 Collaborative Group (1986). Randomized trial of intravenous atenolol among 16027 cases of suspected acute myocardial infarction: ISIS-1.
Lancet 1986, Vol. 2, 57-66

ISIS-2 Collaborative Group (1988). Randomized trial of intravenous streptokinase, oral aspirin, both or neither among 17187 cases of suspected acute myocardial infarction: ISIS-2.
Lancet 1988, Vol. 2, 349-360

Jick, H. (1977). The discovery of drug-induced illness.
N.Engl.J.Med. **296**, 481-485

Kewitz, H. et al. (1977). Reserpine and Breast Cancer in Women in
Germany.
Eur.J.Clin.Pharmacol. **11**, 79-83

König, R. (Hrsg.) (1973). Handbuch der empirischen Sozialforschung,
Bd. 1-14.
F. Enke Verlag, Stuttgart

Kurowski, M. (1988). The design of SPALA (Safety Profile of Antirheuma-
tics in Long-Term Administration): An intensive monitoring system for
NSAIDs.
Eur.J.Clin.Pharmacol. **34**, 529-530

Kurowski, M. (1990). SPALA Sicherheitsprofil von Antirheumatika bei
Langzeitanwendung.
Dt. Ärzteblatt **87**, 2707-2718

Lawson, D.H. (1986). Intensive monitoring studies in hospitals: The Boston
Collaborative Drug Surveillance Program.
in: Inman, W.H.W. (ed.) Monitoring for Drug Safety. MTP Press, Lan-
caster, 255-276

Linden, M. (1987). Phase-IV-Forschung. Antidepressiva in der Nervenarzt-
praxis. Springer, Berlin

Maclay, W.P. et al. (1984). Postmarketing surveillance: Practical experience
with ketotifen.
Br.Med.J. **288**, 911-914

Mantel, N., Haenszel, W. (1959). Statistical aspects of the analysis of data
from retrospective studies of disease.
J.Nat.Cancer Inst. **22**, 719-748

Mau, J. et al. (1986). Biometrische Aspekte der Planung und Durchführung
nichtrandomisierter vergleichender Prüfungen.
Dtsch.Med.Wschr. **111**, 1569-1573

Pinsky, P.F. et al. (1988). Reye's syndrome and aspirin: Evidence for a dose-
    response effect.
    J.Am.Med.Ass. **260**, 657-661

Projektgruppe DVM 308 (1985). Informationssystem zur Arzneimittel-
    überwachung – Schwerpunkt unerwünschte Arzneiwirkungen.
    Bericht über das Forschungsvorhaben DVM 308.
    Gesellschaft für Strahlen- und Umweltforschung, München

Sackett, D.L. (1979). Bias in analytic research.
    J.Chron.Dis. **32**, 51-63

Schwabe, U., Paffrath, D. (Hrsg.) (1989). Arzneiverordnungsreport '89
    G. Fischer Verlag, Stuttgart

Schwabe, U., Paffrath, D. (Hrsg.) (1990). Arzneiverordnungsreport '90
    G. Fischer Verlag, Stuttgart

Shionoiri, H., Minamisawa, K., Ueda, S., Abe, Y., Ebina, T., Sugimoto, K.,
    Matsukawa, T., Gotoh, E., Ishii, M. (1990). Pharmacokinetics and
    Antihypertensive Effects of Lisinopril in Hypertensive Patients with
    Normal and Impaired Renal Function.
    J.Cardiovasc.Pharmacol. **16**, 594-600

Strom, B.L. et al. (1985). The computerized on-line MEDICAID pharma-
    ceutical analysis and surveillance system: A new resource of postmar-
    keting drug surveillance.
    Clin.Pharmacol.Ther. **38**, 359-364

Strom, B.L. (Hrsg.) (1989). Pharmacoepidemiology.
    Churchill Livingstone, New York

Victor, N. (1990). Nutzen-Risiko-Bewertung von Arzneimitteln.
    Dt. Ärzteblatt **87**, 1008-1019

WHO (ATC-Index). ATC Index including DDD's for plain substances.
    WHO Collaborating Center for Drug Statistics Methodology, Oslo

WHO (1977). Drug utilization.
    WHO Technical Report Series 615, Geneva

Yusuf, S., Collins, R., Peter, R., Furberg, C., Stampfer, M.J.,
    Goldhaber, S.Z., Hennekens, C.H. (1985). Intravenous and intraco-
    ronary fibrinolytic therapy in acute myocardial infarction: Overview
    of results on mortality, reinfarction and side-effects from 33 randomi-
    zed controlled trials.
    Eur.Heart J. **6**, 556-585

Band 39: Ausbildung in der Medizinischen Informatik. Proceedings, 1982. Herausgegeben von P. L. Reichertz und P. Koeppe. VIII, 248 Seiten. 1982.

Band 40: Methoden der Statistik und Informatik in Epidemiologie und Diagnostik. Proceedings, 1982. Herausgegeben von J. Berger und K. H. Höhne. XI, 451 Seiten. 1983.

Band 41: G. Heinrich, Bildverarbeitung von Computer-Tomogrammen zur Unterstützung der neuroradiologischen Diagnostik. VIII, 203 Seiten. 1983.

Band 42: K. Boehnke, Der Einfluß verschiedener Stichprobencharakteristika auf die Effizienz der parametrischen und nichtparametrischen Varianzanalyse. II, 6, 173 Seiten. 1983.

Band 43: W. Rehpenning, Multivariate Datenbeurteilung. IX, 89 Seiten. 1983.

Band 44: B. Camphausen, Auswirkungen demographischer Prozesse auf die Berufe und die Kosten im Gesundheitswesen. XII, 292 Seiten. 1983.

Band 45: W. Lordieck, P. L. Reichertz, Die EDV in den Krankenhäusern der Bundesrepublik Deutschland. XV, 190 Seiten. 1983.

Band 46: K. Heidenberger, Strategische Analyse der sekundären Hypertonieprävention. VII, 274 Seiten. 1983.

Band 47: H.-J. Seelos, Computerunterstützte Screeninganamese. IX, 221 Seiten. 1983.

Band 48: H. E. Wichmann, Regulationsmodelle und ihre Anwendung auf die Blutbildung. XVIII, 303 Seiten. 1984.

Band 49: D. Hölzel, G. Schubert-Fritschle, Ch. Thieme, Klinikübergreifende Tumorverlaufsdokumentation. XI, 269 Seiten. 1984.

Band 50: Der Beitrag der Informationsverarbeitung zum Fortschritt der Medizin. 28. Jahrestagung der GMDS, Heidelberg, September 1983. Herausgegeben von C. O Köhler, P. Tautu und G. Wagner. XI, 668 Seiten. 1984.

Band 51: L. Gutjahr, G. Ferber, Neurographische Normalwerte. XI, 322 Seiten. 1984.

Band 52: Systemanalyse biologischer Prozesse, 1. Ebernburger Gespräch. Herausgegeben von D. P. F. Möller. IX, 226 Seiten. 1984.

Band 53: W. Köpcke, Zwischenauswertungen und vorzeitiger Abbruch von Therapiestudien. V, 197 Seiten. 1984.

Band 54: W. Grothe, Ein Informationssystem für die Geburtshilfe, VIII, 240 Seiten. 1984.

Band 55: K. Vanselow, D. Proppe, Grundlagen der quantitativen Röntgen-Bildsauswertung. VII, 280 Seiten. 1984.

Band 56: Strukturen und Prozesse—Neue Ansätze in der Biometrie. Proceedings, 1982. Herausgegeben von R. Repges und Th. Tolxdorff. V, 138 Seiten. 1984.

Band 57: H. Ackermann, Mehrdimesionale nichtparametrische Normbereiche. VI, 128 Seiten. 1984.

Band 58: Krankendaten, Krankheitsregister, Datenschutz. 29. Jahrestagung der GMDS, Frankfurt, Oktober 1984. Herausgegeben von K. Abt, W. Giere und B. Leiber. VI, 566 Seiten. 1985.

Band 59: WAMIS Wiener Allgemeines Medizinisches Informations-System. Herausgegeben von G. Grabner. X, 367 Seiten. 1985.

Band 60: Neuere Verfahren der nichtparametrischen Statistik. Proceedings, 1985. Herausgegeben von G. Ch. Pflug. V, 129 Seiten. 1985.

Band 61: Von Gesundheitsstatistiken zu Gesundheitsinformation. Herausgegeben von E. Schach. XIV, 300 Seiten. 1985.

Band 62: Prognose- und Entscheidungsfindung in der Medizin. Proceedings, 1985. Herausgegeben von H. J. Jesdinsky und H. J. Trampisch. VIII, 524 Seiten 1985.

Band 63: H. J. Trampisch, Zuordnungsprobleme in der Medizin: Anwendung des Lokationsmodells. VIII, 121 Seiten. 1986.

Band 64: Perspektiven der Informationsverarbeitung in der Medizin. Kritische Synopse der Nutzung der Informatik in der Medizin. Proceedings. Herausgegeben von C. Th. Ehlers und H. Beland. XIV, 529 Seiten. 1986.

Band 65: Methodische Aspekte in der Umweltepidemiologie. Proceedings. Herausgegeben von H.-E. Wichmann. VIII, 160 Seiten. 1986.

Band 66: Th. Tolxdorff, Ein neues Software-System (RAMSES) zur Verarbeitung NMR-spektroskopischer Daten in der bildgebenden medizinischen Diagnostik. V, 141 Seiten. 1987.

Band 67: W. Lehmacher, Verlaufskurven und Crossover. IV, 176 Seiten. 1987.

Band 68: H.-K. Selbmann, K. Dietz (Hrsg.), Medizinische Informationsverarbeitung und Epidemiologie im Dienste der Gesundheit. Proceedings, 1987. XI, 384 Seiten. 1988.

Band 69: H. Letzel, Passivrauchen und Lungenkrebs. VI, 208 Seiten. 1988.

Band 70: P. Bauer, G. Hommel, E. Sonnemann (Hrsg.), Multiple Hypothesenprüfung, Multiple Hypotheses Testing. IX, 234 Seiten. 1988.

Band 71: G. Giani, R. Repges (Hrsg.), Biometrie und Informatik — neue Wege zur Erkenntnisgewinnung in der Medizin. Proceedings, 1989. X, 301 Seiten. 1990.

Band 72: I. Guggenmoos-Holzmann (Hrsg.), Quantitative Methoden in der Epidemiologie. Proceedings, 1990. X, 387 pages. 1991.

Band 73: N. Victor, H. Schäfer, H. Nowak et al., Arzneimittelforschung nach der Zulassung. VIII, 92 Seiten. 1991.